漢方がみちびく心と体のレジリエンス（回復力）

大阪大学大学院
医学系研究科
萩原 圭祐 著

HANDAI Livre 074
大阪大学出版会

目次

本書に登場する漢方薬（数字は節番号。太字は詳しい説明があります）

1　大建中湯、六君子湯
2　葛根湯、麻黄湯、当帰芍薬散、桂枝茯苓丸
3　**芍薬甘草湯**、**葛根湯**、小青竜湯
4　五苓散、越婢加朮湯、
5　**六君子湯**、**半夏瀉心湯**
越婢加朮湯、桂枝加朮附湯、抑肝散
7　六君子湯、人参湯

8　六君子湯、半夏瀉心湯、人参湯
9　補中益気湯、葛根湯
11　牛車腎気丸
葛根湯
3　**加味逍遙散**、逍遥散

1　牛車腎気丸

六味丸、八味地黄丸、牛車腎気丸

はじめに

「免疫内科の医者の仕事は患者の話を聞くことなんやって。僕の主治医が言うとった」

患者会の交流会で、ある患者さんがそう話してくれました。その場にいた他のみなさんからは驚きや羨望の声が上がると同時に、なぜか全員の心中にもれた、あきらめのため息が見えるようでした。

その患者さんの主治医が、この本の著者である萩原圭祐先生。これが、私たちが萩原先生に惹かれたきっかけとなった、最初の言葉でした。

病気の多くはある日突然発症し、時には否応なしに一生付き合うこともあります。それでなくても、学校や恋愛や仕事や結婚や出産や子育てや離婚や人間関係などなど、人生はまったく思い通りにはいきません。その上、これまでの人生で培ってきた価値観を片っ端からなぎ倒していくような病気を発症したらどうでしょう。

今回、本書の著者、萩原先生からこの本の執筆の手伝いを依頼されたのは、再発性多発軟骨炎（ＲＰ）患者会を運営している患者二人（小田エリア、加藤志穂）です。二人とも再発性多発軟骨炎という自己免疫性疾患を二十代後半で発症し、十年以上が経ちました。治療のなかで、私たちの経験ももちろんのこと、患者会で出会った患者さんの悩みごとの上位を占めるのが、主治医との関係にかかわるものなのです。だからこそ、冒頭の萩原先生の言葉は、患者のみんなが望んでいるものでした。

この言葉が忘れられなかった私たちは、２０１７年、萩原先生を患者会主催の医療講演会にお招きし、「心と体のレジリエンス（回復力）を高める漢方医学」という講演をしていただきました。この本は、その講演会の内容を生かして編集したものです。

萩原先生のお話は、講演を聞いたすべての人に新たな視点を与えるものでした。そして、講演会の後には、冒頭の「免疫内科の医師の仕事は患者の話を聞くこと」という言葉が、一方通行ではなく、患者と医師との対話があって初めて成り立つものだと気づかされました。どんな病気であっても、治療の過程は患者自身の力によってもたらされ、医師をはじめ医療者との共同作業だということなのです。

この講演会に参加されていたある免疫内科の先生も感銘をうけ、今でもこの時の配布資料を診察室の手の届くところに置いて、時折眺めては、心を新たにしているそうです。

萩原先生はこの本を執筆されるにあたり、医療者（専門家）と患者（一般人）の間を橋渡しする役割として、患者である私たち二人を、「痛みが分かる人に手伝ってほしい」という理由で協力者に選んでくださいました。一患者には荷が大きいと思いながらも、レジリエンス（回復力）をたくさんに人に知ってもらいたい気持ちを萩原先生と共有し、お受けすることにしました。

私たちがこの本から読者のみなさんに伝わってほしいことは、心と体のレジリエンス（回復力）は、「医療者や治療によって外からもたらされるもの」ではなく、「私たち自身の中にすでに備わっているもの」を引きだすということです。レジリエンス（回復力）の働きを知ることは、私たち患者の療養生活にとっても大きな助けになることでしょう。

執筆協力　再発性多発軟骨炎（ＲＰ）患者会
小田エリア

序章

レジリエンスの世界への招待

「レジリエンス」という用語は、一般に「回復力」「復元力」と訳され、社会学、心理学の分野で注目されています。私（筆者）は、レジリエンスという考え方を、とても気に入っています。なぜなら、医師として、さまざまな難病の患者さんと接してきた私にとって、その考え方は、「なるほどー！」という感じで、すごく心に響いたからです。もちろん、読者の方々は、レジリエンスと聞いても、まだピンとは来ないと思います。この本では、内科医として診療に当たってきた私が、漢方に出会い、レジリエンスの重要性に気づいた話をベースにしています。みなさんも、読み進めていけば、きっと、レジリエンスの大切さを理解することができると思います。

レジリエンスと漢方の話を始める前に、まず、私の心の中に残っているある患者さんの話をしたいと思います。当時20代の女性で、大動脈炎症候群の患者さんでした。大動脈炎症候群とは、厚生労働省の指定難病の一つで、文字通り、心臓から分かれた直後の重要な大動脈に炎症が起こる病気です。10～20代の女性に多く、青春真っ盛りのときに、意識消失や胸痛などの症状で発症します。この患者さんの詳しい経過は割愛しますが、多くの若い女性の患者さんたちと同じような経過で、今後の病気の悪化に備えて、大阪大学の先進治療に期待して、かなり遠方から来院されました。

この患者さんは、初めてお会いした時から、難病にもかかわらず、不思議とエネルギーを感じさせる方でした。幸いなことに、ステロイドと免疫抑制剤の調整に加え、漢方治療を併用し、当初見られた軽度の炎症も改善し、症状も安定していきました。

ある日の診察で、その患者さんが私に、「先生分かったんですよ！　病気になっても幸せになれるって！」と、とてもうれしそうに話してくれました。そういえば、プライベートのこと、仕事のことなどいろいろ話してくれたなと思いながら、当時は、勢いに押されて、よく分からずに、それはよかったねと相槌を打ちました。でも、今になって考えれば、その時に、カチッと音を立てて、彼女のレジリエンスのスイッチが入ったように感じます。

実際、その後、彼女は、順調に仕事をこなし、いつのまにか、「先生、今度、結婚するんですよー」と、とてもうれしい報告もしてくれました。ほどなくして、めでたく子宝にも恵まれ、みるみる絵に描いたような幸せな状態になっていきました。妊娠・出産を機に、地元の病院を紹介し、現在も、継続して治療を受けて、元気にしておられるようです。

この患者さんのような良好な症例経過は、ベストケースと言われます。ただし、こういったケースを話しても、多くの方にとって、「へー、それはよかったですね」という感じで、なぜか分からないけれど、たまたま、運よく、病気がよくなったという風に受け取られがちです。医療関係者に話せばなおのこと、「一例では分からないよね」と判で押したような答えが返ってきます。

一方、私は、難病の患者さんの診療に関われば関わるほど、「これは偶然ではない」と、心の中で強く思うようになりました。そこには、ある種の法則性があることを、ヒシヒシと感じていたからです。ただ、この患者さんのようなケースを、いわゆるポジティブとかいう言葉で片付けることはできません。医療現場は、前向きだけで解決するような生易しい世界ではありません。あまりの残酷な経過に、時には、医療者である私たちも落ち込むことがあります。では、絶望だけなのかというと、逆に、こちらが勇気づけられるくらい、患者さんが、劇的に回復していくこともあります。この二つの、大きな現実のはざまで、患者さんも医療スタッフも、揺れ動きながら、日々の診療は進んでいるのです。

私の心の奥底には、モヤモヤした思いがくすぶっていました。どうしたら、多くの患者さんに、新たな日常や希望を取り戻す方法を、すっきりと分かりやすく伝えることができるのか。でも、その答えを得るためには、いったん、長い寄り道をする必要がありました。それが、漢方との出会いでした。少し話は長くなりますが、お付き合いください。

漢方との最初の出会いは、私が研修医の頃にまで遡ります。父の病気のことで、当時、関西で有名だった漢方医山本巌先生のお世話になりました。私の友人のお父様が、山本先生のところで修業をされていた有名な漢方薬剤師の先生で、その関係での紹介でした。山本先生の印象は強烈でした。有名な漢方の先生なので、どんな診察をされるのかなと思っていたのですが、腹部エコーを使いこなしながら、診察をされていました。今でこそ、腹部エコーは、当たり前の検査になりましたが、1994年頃は、大学病院で腹部エコーを使える指導医は、いわゆるデキる指導医でした。当時、70歳にさしかかろうとしておられたと思いますが、漢方も現代医学も使いこなす山本先生の姿にとても驚いたと同時に、いつか漢方を勉強したいなと、その時に感じたことを、昨日のように思い出します。

月日は流れ、さまざまな内科系の分野を6年研修しました。大学院生時代には、元大阪大学総長岸本忠三《ただみつ》先生が発見された、「炎症性サイトカインIL-6の阻害抗体であるトシリズマブの臨床治験と、その分子薬理機序」の研究で医学博士を頂くことができました。2005年に大阪大学医学部附属病院免疫内科の助教となったときに、漢方医学寄附講座が設立されました。院内の漢方の勉強会が始まり、阪大病院でも、ほぼすべての漢方エキス剤と生薬が処方できるようになったことが、二度目の漢方との出会いになります。

２０２１年現在、免疫内科の治療は、ある意味、内科領域で最も進んだものになっています。20世紀後半から21世紀にかけて花開いた分子生物学の成果が生かされ、生物学的製剤を使った抗サイトカイン療法、多彩なラインアップの免疫抑制剤、分子標的薬の臨床効果のエビデンス（証拠）が構築されています。一方、２００５年当時は、トシリズマブなどの生物学的製剤の関節リウマチに対する劇的な臨床効果が認知されるようになった頃で、多様な症状を示す膠原病《こうげんびょう》の患者さんの治療は、まだまだステロイド頼みの状況でした。私は、勉強会で学んだ漢方を、さまざまな症状で困っている患者さんたちに説明し、どんどん試しに飲んでもらいました。

漢方は医療現場で広く使われるようになった現在でも一般に、不定愁訴《ふていしゅうそ》に使う薬で、ある程度症状を抑える程度のものだと認識されています。私も当時はなんとなく、まだ心のどこかで、そう思っていました。もちろん、患者さんが少しでもよくなってほしいと思って処方していました。ところが、実際に外来で多くの患者さんに、漢方を試してもらうと、時に、こちらの予想を上回るような驚くべき臨床効果を示したのです。当時、最先端の治療に携わっているという自負があった私は、自分の知らない未知の領域があることに、強い衝撃を受けました。そんなときに、のちに私の方向性を決定づけるようなある患者さんとの出会いがありました。

その患者さんは、当時60代の女性で、多発性筋炎という免疫の難病に、間質性肺炎、食道潰瘍と、どれか一つでもあれば重篤な病気を、いくつも合併している患者さんでした。その患者さんは、肺高血圧症といって、肺の血管が何らかの原因で狭窄《きょうさく》し、心臓の右心室に負荷がかかる病気が疑われ、循環器内科の検査のために入院して来られました。右心カテーテルの結果では基準を満たさず、肺高血圧症ではないと診断されました。ただ、少し下痢気味で、リハビリを兼ねて、免疫内科へ転科となりました。

当初は、そのうち下痢もよくなって、すぐに退院だろうと思っていると、1日4～5回の下痢が、みるみる1日14～15回となり、転科時30キロ前半の体重が、とうとう30キロを下回るようになりました。あわてて点滴から中心静脈栄養に切り替えたところ、今度は一気に、心臓が拡大し、息切れが出現し、右心不全の状態になりました。もしかすると、下痢による脱水で、肺高血圧の症状が隠れていたのかもと推測し、集中治療に加え、当時、保険適応になったばかりの肺高血圧の治療薬ボセンタンを追加したところ、右心不全の症状は改善していきました。ただ、あいかわらず絶食の状態でしたので、このままでは退院できません。その時に、人参湯《にんじんとう》という四つの生薬（人参《ニンジン》・乾姜《カンキョウ》・蒼朮《ソウジュツ》・甘草《カンゾウ》）からなる漢方のエキス剤に、附子《ブシ》という強心作用をもある生薬を加え、内服してもらったところ、食事を再開しても下痢はおこらず、劇的に体重も増え、中心静脈栄養も抜けて、元気に退院することができました。1年後の右心カテーテル検査の結果も、カテ室がどよめくほどの良好な結果でした。ある時、この患者さんが、「先生、ええのに目つけたな〜」とニヤッと笑って話してくれたことが、今でも思い出されます。

その後も、さまざまな病気の患者さんで、先進治療と漢方の併用で劇的な臨床効果を多数経験することができました。この頃の漢方は、私にとって、実益を伴う楽しい趣味のようなものでした。もちろん、免疫内科医として、当時はトシリズマブの新たな適応探索の仕事を行っていました。再発性多発性軟骨炎（RP）の患者さんにトシリズマブが有効であることを報告したのも、この頃になります。そのご縁で、再発性多発軟骨炎（RP）患者会の方々とも知り合うことができました。

三度目の漢方との出会いは、意外な形で始まりました。漢方医学寄附講座の前任の責任者が退職し、その後任を、突然打診されたのでした。本当のところは、すごく悩みました。なぜなら、大学病院で漢方を補助的に使うことはあっても、研究活動として継続していくことは難しいだろうと思っていたからです。それに、漢方の教育方法も確立していません。

今でも、議論しているくらいです。ただ、この頃、体調を少し崩したことや、トシリズマブの仕事もある程度一段落したことから、これも何かのご縁だと思い、この話をお受けすることにしました。研究の方は幸い、いろいろな人の頑張りで、従来、老化を改善する目的で、経験的に使われていた漢方薬の牛車腎気丸《ごしゃじんきがん》の新たな効果を発見することができました。老化による筋力の低下・筋量の減少をサルコペニアと呼びますが、牛車腎気丸はマウスの実験において、抗サルコペニア効果を示し、現在は、ヒトにおける効果検証の段階まで進むことができました。一方、教育については、かなり苦労しました。ある時、学生の講義で配布資料の中に、よくある漢方の五臓のスライドを入れていたところ、それを見たある学生が、「これは、オカルトやでー」と大きな声で叫んでいるのを聞いて、とてもショックを受けました。漢方を理解してもらうのは、遠い道のりに感じました。

試行錯誤が続いたのですが、漢方教育のヒントは意外なことに、私の身近なところにありました。以前、例の患者さんが、「先生、実は昔、ある阪大の先生に、あんたは人参飲んだらええねんって、言われたことがあったわ」と話してくれたことを思い出したのです。調べたところ、岸本先生の師である元大阪大学総長の山村雄一先生が、漢方の研究もしていたことが分かりました。晩年に残された漢方の総説の中に、「漢方医学の対象は、「病態」

の改善であって、「病因」の除去ではない」という記述がありました。約30年前に、漢方の本質を射抜くような記載があったことに、とても驚いたのですが、病気は病気の原因である「病因」を除かないと治らないのではないか、「病態」は病気の症状を意味するので、それでは、漢方は、ただの対症療法なのではないか、など、この言葉を基に、私が今まで経験したことや学んだことを含め、改めて深く考え直すことにしました。

私が関わってきた難病の患者さんたちの多くは、腎機能障害や間質性肺炎など病態の悪化により、病因の除去や制御が難しくなっていました。たとえば、病因の制御には、活性化した免疫系の細胞が、自己を攻撃する自己反応性のリンパ球の働きを抑制するために、ステロイドを増量したり、免疫抑制剤を追加したりするのですが、同時に、感染症のリスクが高まります。その際に、間質性肺炎などの呼吸器の合併症があれば、なおのこと危険性が高まります。また、膠原病の患者さんは、肺炎などの感染症を併発すると、免疫の状態が不安定化し、抗生物質と同時にステロイドなどの増量が必要になってきます。

つまり、慢性の難治疾患の患者さんでは、病因と病態は一体化し、治療が難しくなっていることに気が付きました。この考え方をモデル化し、病因・病態の構造モデルと名付けました。漢方により病態が改善すれば、結果として、ステロイドや免疫抑制剤による病因の制御は、より容易になっていきます。そうすると、さらに病態は改善し、病因の制御が容易になっていく、正のスパイラルに入っていきます。そうすると、映画でよくあるようなトロッコが、勢いよく走りだすように、自然によくなっていくのです。

漢方では、「心身一如《しんしんいちにょ》」と言って、心と体を一体でとらえます。しかし私たち医療者は心と体を分けて学び、それぞれの知識は、本来、独立しているものです。心と体の関係性も、同じように構造化し、影響を与えあうシステムと考えれば、漢方のいう心身一如の考え方も理解しやすいものになりました。そして、２０１５年頃に、レジリエンスの考え方を知ることができたことで、「なるほど！」と私の中で、その考えがストンと腑に落ちていきました。漢方は、心と体のレジリエンスをみちびくことで、さまざまな患者さんに役立っていることを理解することができたのです。長い寄り道でしたが、私の心の中にあったモヤモヤが、解けていくのを感じました。そして、私は、自信を持って、多くの人達に、漢方の働き、レジリエンスの大切さを伝えることができるようになりました。

冒頭で紹介した20代の女性の患者さんも、体が抱えていた問題が安定したことで、心に変化が現れ、心の変化がより良い体の変化をもたらし、結果として、さらなる心の変化が、彼女の人生に幸せをもたらしたのかもしれません。レジリエンスの仕組みを理解すれば、病気の改善だけではなく、さまざまな人生の場面でも、好影響が現れると思います。たとえ、つぎはぎだらけの列車でも、また、人生のレールを進むことができて、周囲の人達と同じ景色を感じながら、自分なりの新たな目的地に到達できるはずです。

この本は、そんなことを、医療者だけでなく、今病気と向き合う人や、その人を取り巻く、さまざまな人たちに伝えたくて再発性多発軟骨炎（ＲＰ）患者会で、私が話した内容を生かして編集し、その後考えたことを追記しています。読者のみなさんに、レジリエンスの大切さが伝わることを祈っています。

第1章

効く理由が分かりはじめた漢方

1　漢方は分かりにくい？

みなさんは漢方にどんなイメージを持っていますか？
効き目が穏やか、冷えや倦怠感《けんたいかん》に効く、副作用が少ない、体質改善に効く、などなど。多くの方は、このように答えるのではないでしょうか。

医療の現場で、一般的によく使われている化合物薬剤の薬は、「この病気の○○の症状の治療に使います」と使用目標が明確になっています。たとえば、38度以上の熱が出てつらいときには解熱剤、細菌感染には抗生物質、血圧が高いときには降圧剤が処方されます。病名や症状と薬の関係が、一般の方にも分かりやすく、即効性があるものもあります。解熱剤を飲んだ数時間後に熱が下がる経験をした人も多いことでしょう。

では、漢方の場合はどうでしょう。漢方にも、もちろん使用目標や使い分けの指示もありますが、最初の質問の答えのようなイメージはあるけれど、「気」や「陰陽」などの漢方用語が難しくて、具体的にはどういったときに使うのか分からない方が多いのではないでしょうか。

もともと免疫内科医であった私が、大学病院で漢方外来をするようになって10年になりますが、私の診察室には、「先生、こんな症状があるんですけど、漢方でなんとかなりませんか？」と、それぞれの専門科で治療をしてきたけれど、期待したような回復ができなかった患者さんが訪れてくることがあります。まるで、のび太くんが、「ドラえもん〜」とピンチのときに助けを求めると、ドラえもんが四次元ポケットから、ひみつ道具を出してくれるように、私が魔法の薬を出してくれるような期待を持って外来に訪れる人もいます。

このような漢方への認識は、一般の人たちだけではなく医療者も持っています。漢方と聞いた途端に、「薬が効果を示す仕組みが分かっていない」、「臨床現場における大規模研究の結果がない」などと言われます。私が医学部の学生の頃は、今と違って漢方の講義もなかったですし、漢方は、あくまで漢方に精通している専門家のみが理解できる難しいものだと思われていたところもありました。漢方は、現代医学では対応しにくい不定愁訴《ふていしゅうそ》や、体の不調を治療するというイメージや、経験医学としてあくまで補完的に使われるものという印象があります。

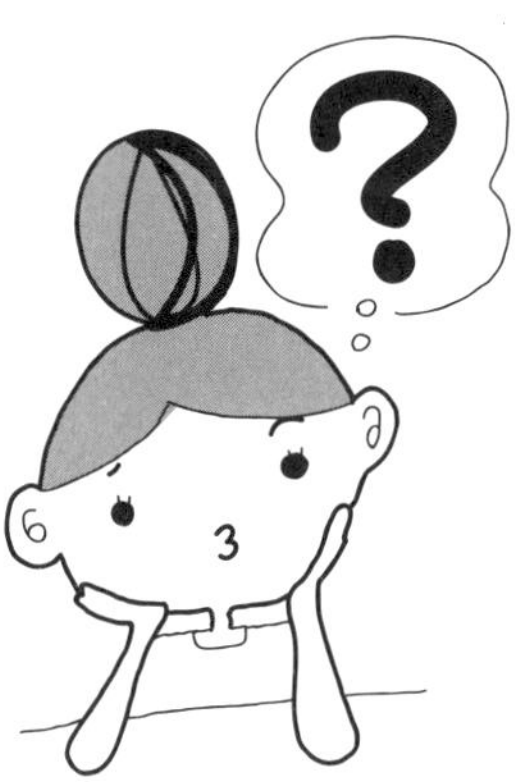

しかし、現在にいたるまで実際は、漢方の薬理作用や臨床研究の有望な結果も次々に報

告されています。たとえば消化器外科の領域では、以前は手術後のイレウス（腸閉塞）の出現が問題でした。大建中湯《だいけんちゅうとう》は、山椒《サンショウ》、人参《ニンジン》、乾姜《カンキョウ》、膠飴《コウイ》という四つの生薬から構成されるシンプルな漢方処方ですが、大建中湯を術後から投与すると、イレウスの出現が低下するだけでなく、食事の再開も早く、早期に退院することも分かっています[1]。マウスを用いた実験においても、腹腔内の腸管動脈の拡張作用や細菌の移行性を下げるなどの結果が明らかになっています[2][3]。健常者が大建中湯を内服した後の、生薬由来の化合物成分の吸収の速さや血液中での動きも明らかになっています[4]。

　六君子湯《りっくんしとう》という処方は、もともとは漢方的には脾虚《ひきょ》と呼ばれる高齢者の胃腸虚弱に用いる薬剤でしたが、その薬理作用が明らかになって注目されています。私たちが「お腹が空いた」と感じるのは、空腹時にグレリンというホルモンが胃から分泌され、迷走神経、脳幹にある延髄孤束核《えんずいこそくかく》を介して、脳の摂食中枢を刺激することで、食欲が亢進するからと言われています。六君子湯は、そのグレリンの分泌を亢進させる作用が分かっています。抗がん剤を投与したラットの実験で、その働きが確認されました。六君子湯の構成生薬の一つの、陳皮《チンピ》に含まれているフラボノイドがグレリンを分泌させます[5]。臨床の研究でも、プロトンポンプ阻害薬（ＰＰＩ）という胃酸の分泌を強力に抑える作用のある胃潰瘍や逆流性食道炎の治療薬との併用効果が明らかになっています[6]。その他にも、機能性胃腸障害といわれる、胃潰瘍などの原因はないにもかかわらず、胃のもたれなどを訴える患者さんにも効果があることも分かっています[7]。

漢方薬は、長らく保険が適応されませんでしたが、１９６７年6種類の医療用漢方製剤が保険収載されたことを皮切りに、１９７６年には42処方、60品目が導入され、２０２０年現在では１４８種類の医療用漢方製剤が保険適応され、使用可能となっています。実際に、医療現場での医療用漢方製剤の使用率は年々上がり、その市場規模は拡大しています。

このように漢方の効果の科学的なデータも蓄積され、漢方薬も臨床の現場で多く使われるようになってきたにもかかわらず、なぜ今も漢方に対するイメージは変わらないままなのでしょうか。多くの医師は、専門領域の知識や技術のアップデートに必死です。忙しいので、困ったときに使えたらいいや、というスタンスの先生が多く、漢方は難しいので、本格的に勉強するとなると、無理にやりたくないなという感じです。その原因の一つは、やはり、漢方は分かりにくいというイメージにあると思います。

私は先進医学と漢方医学を併用して、多くの患者さんの治療にあたるうち、たくさんの驚くような効果を示した症例に出会い、患者さんに喜んでいただくことができました。最初は偶然かな？　とも思ったのですが、どうもそうではありませんでした。現代医学とは違う、漢方ならではの効果を発揮する症例を、多く目の当たりにしてきたのです。何とか、漢方を分かりやすく伝えることができないかと、いろいろと試行錯誤してきました。しかし、簡単にしすぎると、単なるマニュアルのようになってしまい、漢方の本質が失われます。一方、漢方用語を前面に出すと、まるで漢文や古典の授業のようになってしまいます。本質を踏まえながら、漢方の持つ力を分かりやすく伝えることはできないかと考えていた時に、レジリエンスの考え方を知ることができました。

これから本書では、具体的な症例をいくつか紹介しながら、「漢方ならではの生体システムのとらえ方」を解説していきます。もしかしたら「本当なの？」と思う人もいるかもしれません。しかし、どの症例も特別なものではありません。不調が出ている理由や体調が回復していく過程は、誰にでも起こりうる、ごくありふれたものなのです。

2　そもそも漢方とは？

まず、そもそも、漢方とは何を指しているのか？　漢方薬の定義は何か、そんな基本的なところからお話ししましょう。

漢方とよく混同されるものに「伝承薬（民間薬）」があります。たとえば、「陀羅尼助丸《だらにすけがん》」

という下痢や胃腸症状に使われるお薬があります。これは、黄柏《オウバク》という胃腸症状に効果がある生薬を中心に作られている薬ですが、「伝承薬」という分類になります。言い伝えでは、およそ1300年前（7世紀末）に疫病が大流行した際に、役行者《えんのぎょうじゃ》（役《えん》の小角《おづぬ》）がこの薬を作り、多くの人を助けたことが陀羅尼助丸の起源と言われています。

有名な「養命酒」も伝承薬になります。メーカーの表示によれば、桂皮《ケイヒ》、地黄《ジオウ》、芍薬《シャクヤク》、人参、他10種類の生薬から作られています。これも、言い伝えによれば、慶長年間、信州に住んでいたある親切な人が、雪の中で倒れていた老人を助け、老人が元気になった後に、お礼に薬用酒の製法を教えてもらったという、まるで、『まんが日本昔話』のような展開が由来となっているそうです。

伝承薬と漢方、どちらも天然由来の生薬を使っているところは共通しているのですが、なぜ伝承薬は、漢方薬ではないのでしょうか？

古代中国では、前漢の時代、『素問《そもん》』と『霊枢《れいすう》』からなる『黄帝内経《こうていだいけい》』が編纂されました。当時の生理・解剖学を記し、いわゆる漢方の五臓の考え方や、みなさんが「ツボ」と呼んでいる経絡《けいらく》についても記載されています。後漢になって、『神農本草経《しんのうほんぞうきょう》』という365種の薬物を上品《じょうほん》・中品《ちゅうほん》・下品《げほん》の三品に分類する生薬の本が編纂されました。さらに、『傷寒論《しょうかんろん》』

『金匱要略《きんきようりやく》』が書かれました。傷寒とは、インフルエンザなどの感染症を意味し、『傷寒論』には、その治療法がまとめられています。風邪の初期に使われる葛根湯やインフルエンザ感染の際に使用される麻黄湯《まおうとう》など、現在でも使用される処方が記載されています。『金匱要略』には、雑病《ざつびょう》といって、婦人病や消化器症状の治療法が記載されています。婦人科三大処方である当帰芍薬散《とうきしゃくやくさん》や桂枝茯苓丸《けいしぶくりょうがん》、イレウス予防に使用される大建中湯も記載されています。

これらが、代表的な漢方の医学古典になるのですが、漢方薬と呼ぶときには、基本的に、『傷寒論』『金匱要略』または、その後の有名な中国の医学古典に記載されている処方を指します。単純に、生薬を組み合わせても、漢方薬ではないのです。漢方薬とは、漢方医学の考え方に基づいて処方設計されているものを指します。

では、いつから漢方と呼ばれるようになったのでしょうか？　中国の伝統医学は、西暦600年頃から中国に渡った遣隋使や遣唐使らによって、仏教とともに日本へ伝来したと言われています。伝えられた医学は、日本の気候や日本人に合うようにさらに発展し、もともとは本道《ほんどう》と呼ばれ、内科治療全般を指していたようです。今と違って、鍼灸《しんきゅう》治療も一体に行われていました。そして江戸時代、鎖国していた日本に、長崎の出島から伝来したオランダ医学を「蘭方《らんぽう》」と呼びました。「蘭方」と区別するために、従来の日本で行われていた医学を「漢方」という名前で呼ぶようになりました。当時は、医学体系や治療の考え方などを指すときは、「漢法」と、法律の法の字を用いていました。「漢方」と記載するときは、「漢方薬」のことを指していました。それが、いつのころからか、両者が混同され、漢方という表現になっていきました。本書では、医学体系を指す際には「漢方」、薬を指す際には、「漢方薬」と記載しています。

また、漢方と対となる表現に「西洋医学」という言葉があります。しかし、実はこういった紋切り型の表現には、私自身は、大いに疑問を感じています。詳しくは、「漢方なるほどコラム⑥」に記載していますが、本書では、漢方医学 vs. 西洋医学という説明は行いません。また、西洋医学＝現代医学という意味で使われることも多いのですが、現代医学は、病理学・細菌学をベースにした近代医学に、生化学や、X線などの画像診断技術、人工呼吸器などの医工学などが加わり、誕生しています。いわゆる、近代西洋医学はすでに存在せず、大きく変容しています。さらに21世紀、ウイルス学や分子生物学、ゲノム医学、情報工学、iPS細胞に代表される再生医学が加わり、現代医学はさらなる変化を見せています。

このような歴史を踏まえて、本書では、漢方などを「伝統医学」と呼び、現在一般に行われている医学には「西洋医学」ではなく「現代医学」という言葉を使っていきます。そして、現代医学で使われる医薬品を「現代薬」と呼ぶこととします。

3 漢方にも即効性はある

漢方は効果が出るまでに時間がかかると言われますが、それは、あくまで一面でしかありません。緊急性の症状を改善するために用いられる即効性のある漢方薬もたくさんあります。知っている方も多いと思いますが、「こむら返り」などの筋肉のけいれんに即効性があるとして有名なのが、芍薬甘草湯《しゃくやくかんぞうとう》です。

40代の女性、ケイコさん（仮名）は、毎年のようにフルマラソン大会に参加し、時には、１００キロマラソンに参加するくらいの健脚ランナーです。今までは、レース中に足の調子を気にすることなく、走れたのですが、最近、トレーニングが足りないのか、レース途中から左足がしびれて痛みを感じるようになりました。私の外来では、いつもはトレーニングの影響で、貧血気味になるため鉄剤を処方して

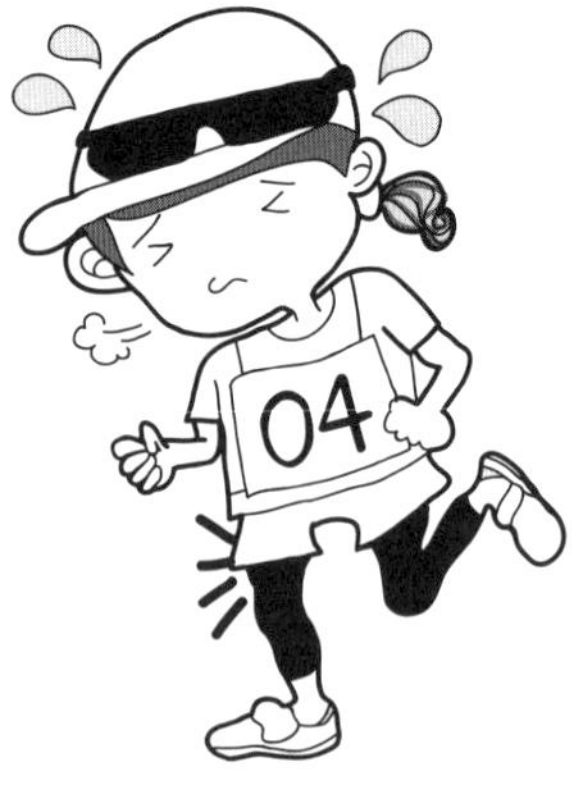

いるのだけなのですが、これらの症状を改善するため、診察の時に相談を受けました。そこで左足の痛みには、鍼灸治療を行って、筋肉のけいれんに効果のある芍薬甘草湯を処方しました。

ケイコさんは、最初の頃は、効果があるのか半信半疑だったので、30キロを過ぎたあたりで、太ももの内側に痛みを感じたのですが、少し我慢をしてから、芍薬甘草湯を飲んだそうです。痛みは和らいだのですが、レース後も痛みが、やや残ったそうです。そこで、痛みを感じたらすぐに飲むように指導しました。すると、同じく30キロ過ぎに、太ももの内側に違和感が生じたのですぐに内服したら、今度は足を気にせず、そのまま残りを快調に走り、ゴールイン。ケイコさんは、この日のレースでいつものタイムで走ることができました。レース後もこれまでのような痛みや疲れはなく、その翌日にも、以前のよ

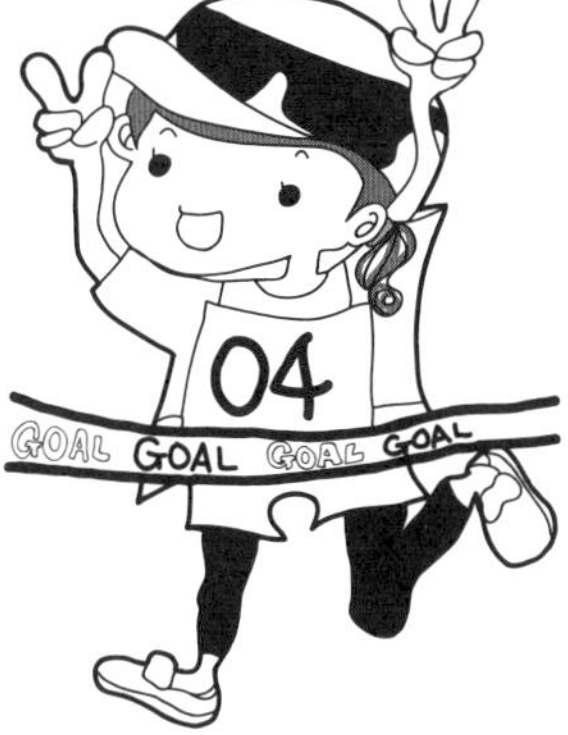

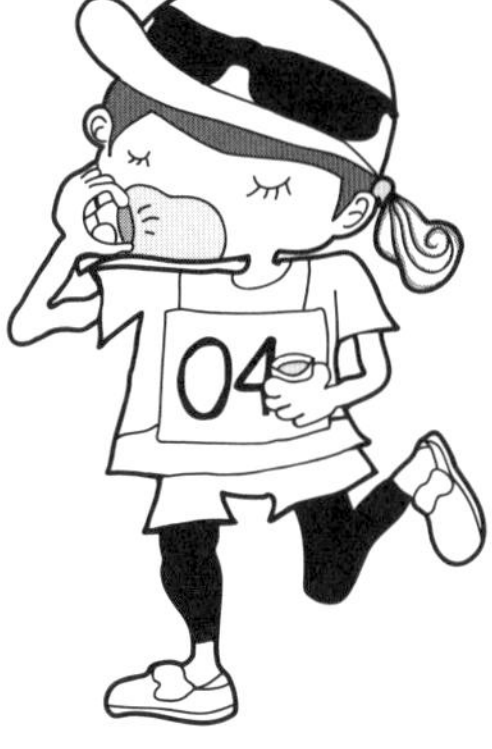

うにトレーニングをすることができたそうです。その後は、レース前に内服し、20キロ過ぎに内服して、足の違和感をまったく感じなくなったそうです。ちなみに、筋肉痛には、痛み止めのロキソプロフェンを使用しているそうで、効果の出るポイントが違うようです。
芍薬甘草湯の効果はマラソンランナーの間ではよく知られていて、ケイコさんのように芍薬甘草湯を持って走るランナーも多くいるようで、大阪マラソンなどの大きな大会の後には、道路に、芍薬甘草湯の袋が、たくさん落ちているとの話も聞くことがあります。

芍薬甘草湯（しゃくやくかんぞうとう）

足のこむら返りの薬として、よく知られている処方です。実は、さまざまな痛みにもよく効き、私は、患者に女性が多いこともあって、月経痛に頓用でよく使用して、患者さんの評判は、まずまずです。芍薬《シャクヤク》由来のペオニフロリンと甘草《カンゾウ》由来のグリチルリチンにより、筋肉が弛緩し、15～30分くらいで効果を発揮します。ただし、あくまで、痛い時の頓用の薬で、1日3回常用するのは、お勧めではありません。甘草による偽性アルドステロン症で、低カリウム血症に対して注意する必要があるからです。

もうひとつ、即効性がある漢方としておなじみなのが葛根湯《かっこんとう》です。

40代の女性、ナオコさん（仮名）は、夕方から寒気とだるさを感じ、体温を測ったところ38度でした。どうやら、数日前から咳をしていたご主人の風邪がうつったようです。首の後ろも強ばっているので、風邪の引きはじめと考えて、ナオコさんは、以前にもらった葛根湯を一包服用後、お粥を食べました。しかし汗がまだ十分に出ていなかったので、さらにもう一包服用したところ、しっかり汗が出て、一度着替えてゆっくり休みました。一晩休んだ翌朝には36・6度まで熱が下がり、寒気やだるさの風邪症状もなくなっていました。

葛根湯を服用する時は、同時に、体をゆっくり休めて、温める養生が大切です。葛根湯を服用後に、お粥やうどんなど温かいものを食べることで「体の中」から温め、布団で安静にして「体の外」からも温めることで、葛根湯の効果が十分に発揮されます。

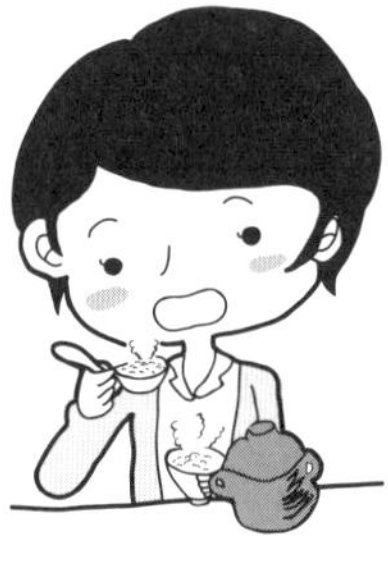

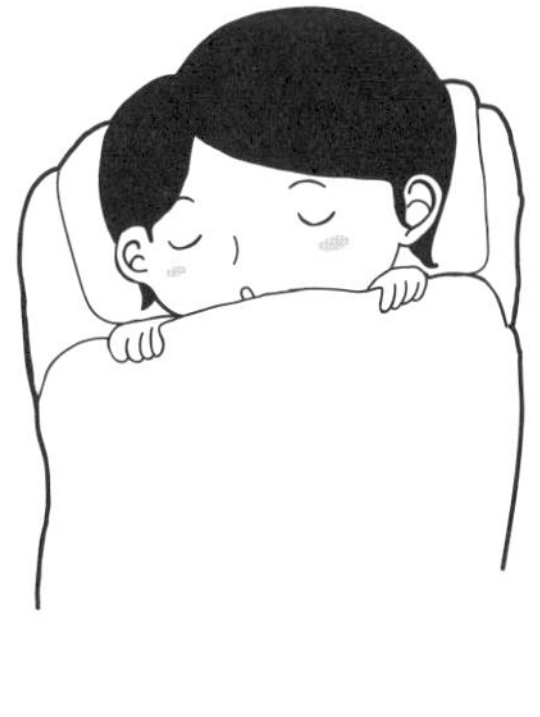

葛根湯（かっこんとう）

風邪に葛根湯ということは、子どもでも知っていると浅田宗伯の『勿誤薬室方函《ふつごやくしつほうかん》・口訣《くけつ》』（「方函・口訣」）に記載されている通りで、[8] 改めて説明が要らないくらいの処方です。応用としては、肩こりがひどい時に、頓服で使用すると効果があります。また、いわゆる「お腹にくる風邪」、下痢と微熱などを示すウイルス性胃腸炎にも効果があります。使用のポイントは、頸《くび》と肩のこわばり、熱が出ても汗がでないことで、効果を示すためのコツは、葛根湯を飲んだ後に、温かくして、ゆっくり休むという、養生の組み合わせにあります。

芍薬甘草湯や葛根湯以外にも、即効性が認められている漢方薬はいくつもあります。花粉症によく使われる小青竜湯《しょうせいりゅうとう》は、１９９０年代に61施設も参加した多施設共同研究が行われ、最終的に解析対象となった１７８例のうち、小青竜湯が投与された89例と、投与されなかった89例を比較すると、自覚症状において通年性鼻アレルギーを１週間で、統計的に有意に改善する効果があることが確認されています。[9]

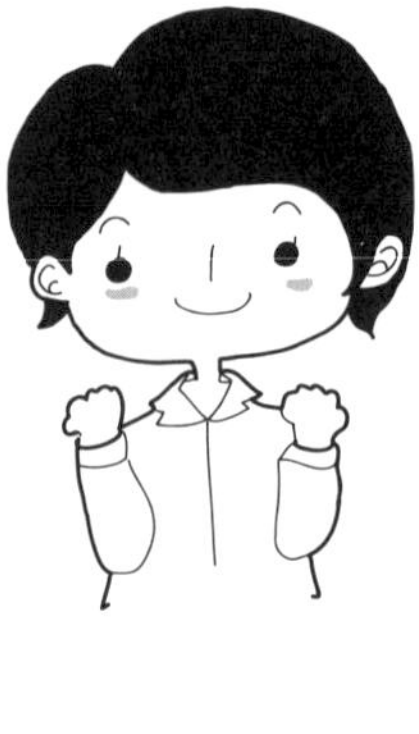

4　漢方の驚きの効果

冒頭に、のび太くんとドラえもんのお話を冗談っぽく書きましたが、実際に漢方は、ドラえもんのひみつ道具のように、ときどき驚くような効果を示すことがあります。私は幸いにして、驚くような臨床経験を、いくつも体験することができました。代表的な一例をご紹介します。

症例は、30代の女性のユキコさん（仮名）です。10年前に関節リウマチを発症し、ユキコさんは発症以後10年間、ステロイドにメトトレキサート、ブシラミンなどの抗リウマチ剤を服用しながら病状をコントロールしていましたが、炎症の数値は高く、症状を完全に抑えることはできませんでした。

関節リウマチは免疫の異常が原因で起こります。本来、免疫は体内に侵入してきたウイルスや細菌を攻撃して排除する、身体を守るためのシステムです。しかし、その免疫に異常が生じると、自分自身の細胞や組織を攻撃してしまいます。関節リウマチは、免疫の異常によって起きた炎症が原因で、関節の腫れや痛みが生じ、さらに炎症が続くと骨や軟骨が破壊される疾患です。

２０００年代前半は、関節リウマチの領域においては輝かしい時代でした。免疫学の研究が進み、それまで、不治と思われていた関節リウマチの原因が、炎症を起こした関節液中に存在する炎症性サイトカインという免疫の物質にあることが明らかになったのです。炎症性サイトカインは、血液中には、ピコグラムというごく微量の濃度でしか存在していません。また、炎症性サイトカインを特異的に阻害する薬になる化合物もなかなか開発できませんでした。しかし、ＴＮＦ-α（ティーエヌエフアルファ）とＩＬ-６（アイエルシックス）というサイトカインを標的にして炎症をおさえる抗体が開発され、臨床の現場で治験が行われ、その劇的な臨床効果に、学会が湧いていた頃になります。その成果によって関節リウマチの治療には、２００３年から生物学的製剤のインフリキシマブが日本国内で保険適応となりました。ステロイドやメトトレキサートなどの抗リウマチ薬だけでは防ぐことができなかった関節の腫れや痛み、最終的に関節破壊の予防に有効です。

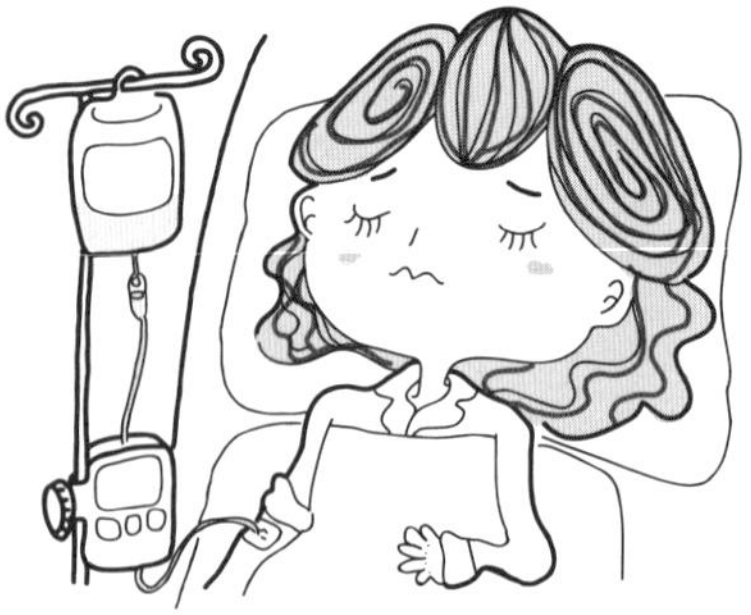

ユキコさんも、満を持して、X年1月に生物学的製剤のエタネルセプトの投与を開始しました。効果は比較的早くにみられたのですが、エタネルセプトを投与後、嘔吐が起こる副作用が出たため、3回でエタネルセプトの投与を中止しました。そこで、その年の3月からインフリキシマブの点滴投与を開始しました。その4か月後の7月、結婚のために引っ越され、転院となり、大阪大学医学部附属病院免疫内科の外来に来られました。

インフリキシマブはユキコさんの関節症状に劇的な効果を見せて、関節リウマチの症状はおさまっていたのですが、投与開始後半年の9月から、また両膝と両足の関節が腫れて痛みも強くなりはじめました。そこでステロイドとメトトレキサートを増量、インフリキシマブの投与間隔も8週から6週に短縮しました。しかし症状は、ますます悪化していきます。さらに足にむくみも出てきたため、むくみに効果のある五苓散《ごれいさん》や関節の腫れや痛みに効果のある越婢加朮湯《えっぴかじゅつとう》も追加投与しましたが、まったく効果は、見られませんでした。

さらに半年後のX＋1年4月には、炎症反応を示すCRPの値が5・9㎎／dℓ（正常値0・3以下で、軽い感染症で1～2程度の上昇です）まで上昇しました。骨・軟骨破壊を示すMMP-3の値も938ng／mℓ（正常値女性では59・7以下）と、数値がかなり上昇しました。インフリキシマブが、最初は効果を示すのですが、途中から効かなくなる状態、いわゆる二次無効になりました。

当時は、インフリキシマブを開始した患者さんのうち、約25パーセントが途中で中止となることが大きな問題でした。2020年現在では、日本国内で関節リウマチの治療に使われる生物学的製剤はたくさんあります。現在では、二次無効の際には、他の生物学的製剤に切り替えればいいのですが、当時は認可されている生物学的製剤がインフリキシマブとエタネルセプトの他にはありませんでした。私が、お手伝いしたトシリズマブの関節リウマチへの承認はまだ1~2年後の予定でした。正直、途方にくれました。若い新婚の女性が、関節破壊で歩けなくなるのではないかと、患者さんの将来を、とても心配しました。

その時、改めて、ユキコさんの舌を診察しました。舌を診察することを漢方では「舌診《ぜっしん》」といい、舌の全体の状態や色、形、舌の表面についている舌苔《ぜったい》を観察します。その時、ユキコさんの舌苔は黄色く、ところどころはがれて地図状であったことが、とても印象的でした。舌苔が黄色い時には、漢方的には胃熱《いねつ》といって、消化器系の炎症が存在することを意味します。そこで、消化管の粘膜障害と動きが悪いせいで、薬剤が十分に吸収されていないのではないかと想像し、胃腸の不調の際に効果のある六君子湯《りっくんしとう》と半夏瀉心湯《はんげしゃしんとう》を同時に使用し

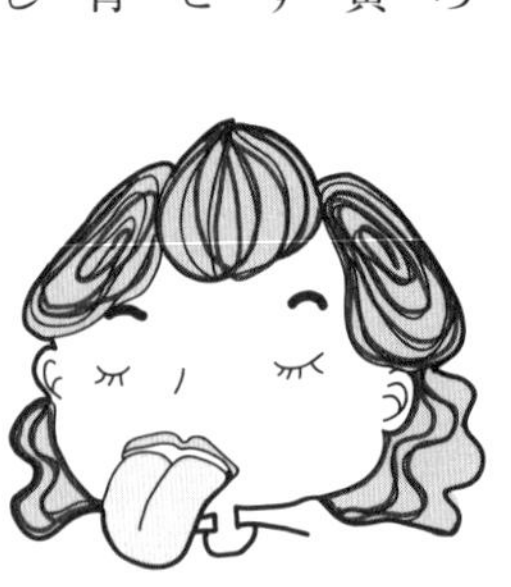

ました。そして当然のことですが、関節リウマチの状態がよくないので、近日中に治療のために入院して、ステロイドパルスなど治療を強化する必要があると説明しました。ステロイドパルスとは、強い炎症を抑えるために、高用量の副腎皮質ステロイドを投与する治療法です。ユキコさんはできるだけ、入院はしたくなかったようですが、診察後、しぶしぶ入院申し込みをしてもらい、帰宅してもらいました。

六君子湯（りっくんしとう）

胃の働きを整える漢方で、高齢者や病後の胃腸虚弱を目標に使用する処方です。「方函《ほうかん》・口訣《くけつ》」によれば、「中気《ちゅうき》を扶《たす》け胃を開くの効あり」と記載されています(8)。中気とは、体を上中下に分けたときの中焦《ちゅうしょう》の気、つまり「胃腸の働きを助け、食欲を亢進《こうしん》させる」という意味になります。胃から分泌されるグレリンというホルモンが、食欲を亢進させることが発見されていますが、六君子湯の構成生薬である陳皮《チンピ》に含まれるフラボノイドにグレリン分泌促進作用が認められ、一方、同じく構成生薬の蒼朮《ソウジュツ》に含まれるアトラクチロジンが、グレリン受容体の感受性を亢進させることが分かっています。胃潰瘍などの病気がなくても胃もたれなどの症状がある人の機能性胃腸障害における食欲改善効果などの治療効果のエビデンスも明らかになっています。

半夏瀉心湯（はんげしゃしんとう）

いわゆる胃の働きを整える漢方ですが、「方函・口訣」によれば、「飲邪《いんじゃ》」による「心下痞硬《しんかひこう》」を目標に使用します[8]。分かりやすく書くと、お酒の飲みすぎや食べすぎによる胃もたれに使います。黄芩《オウゴン》、黄連《オウレン》などの生薬が、抗炎症作用を示し、現代風の表現に直せば、感染や薬剤などの外的要因による炎症が背景にある胃部不快感に使用し効果を発揮します。実際、現代では、抗がん剤による口内炎や下痢に対しての効果が報告され、治療効果のエビデンスが蓄積されています。

六君子湯と半夏瀉心湯はどちらも、漢方的なイメージは胃薬で、関節リウマチの治療には、一般的には推奨されていません。私も、効いてくれたらいいなと、正直、そんな気持ちでした。一か月後、外来に来られたので、さて、入院の説得をしようと思って、電子カルテの血液検査の結果を見て、驚きました。この二つの漢方を飲み始めて、驚いたことに、炎症反応を示すＣＲＰの値が０・38㎎／㎗、骨・軟骨破壊を示すＭＭＰ-３の値も171ng／㎖と、劇的に低下していたのです（図1、グラフ内矢印）。検体を取り違えていないか、検査室に確認の電話をしましたが、やはりユキコさんの血液検査の結果で間違いありません。膝や足首の腫れや痛みも改善しています。その後、これらの数値は正常値になり、関節の腫れや痛みの症状も消失し、ステロイドも減量となり、インフリキシマブの投与間隔も８週に戻りました。いわゆる寛解の状態になり、元気に外来に来られ、新婚さんらしい明るい笑顔を見せてくれるようになりました。

もう10年以上前のことなのですが、この時のことは今でもはっきりと覚えています。そのくらい、漢方によるユキコさんの症状の改善には衝撃を受けました。

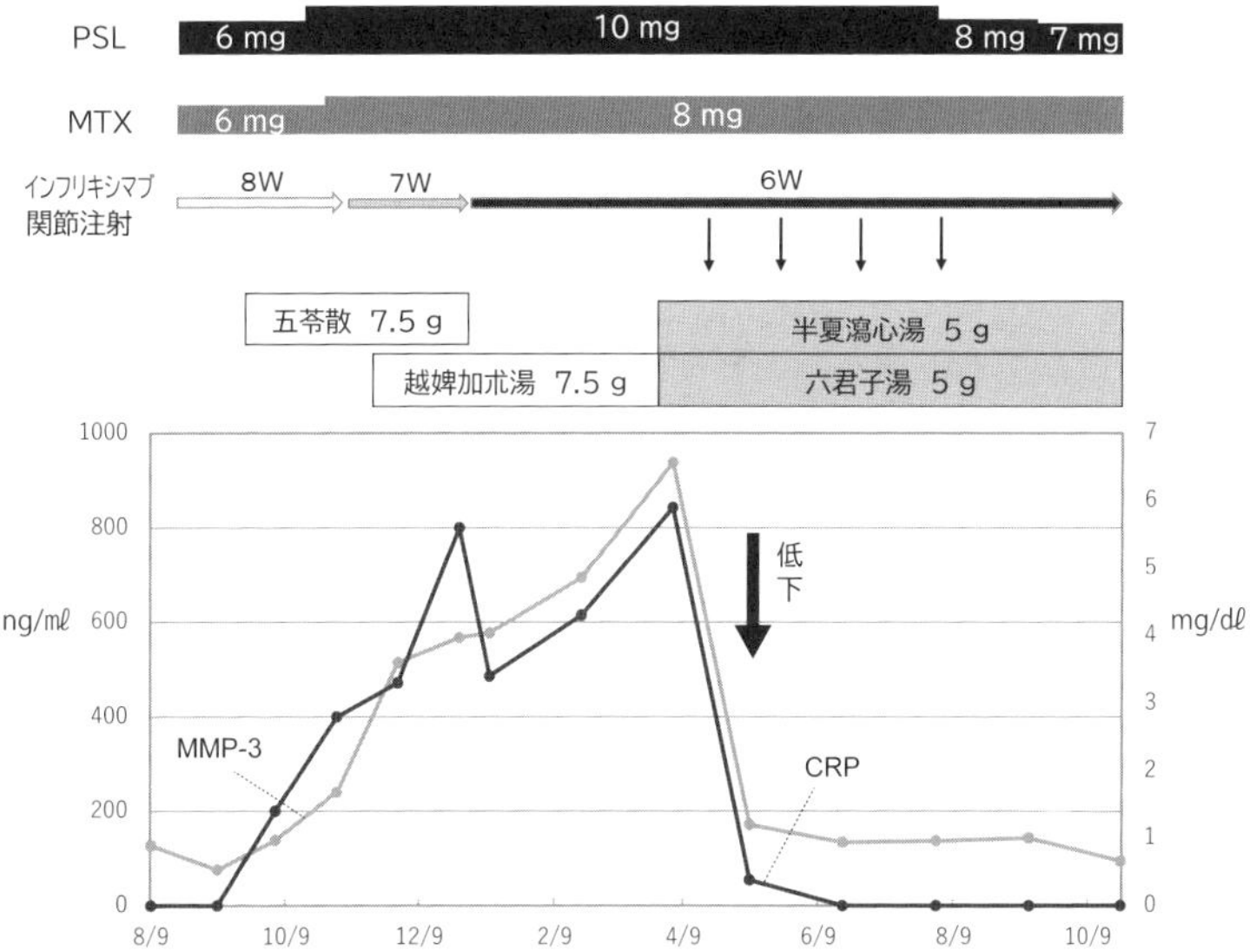

図１　ユキコさんの治療経過
半夏瀉心湯と六君子湯が追加された後、グラフ内の矢印の時期から劇的に改善していることが示されている。

5 漢方がなぜ効いたのかを検証するには？

免疫の異常で起きる関節リウマチに、なぜ胃腸症状の改善を目的に処方される六君子湯や半夏瀉心湯が効果を現したのでしょうか。インフリキシマブの二次無効が改善するという現象は、当時、報告されていませんでした。私は、日本リウマチ学会指導医・評議員として、学会で数多くの発表をしてきましたので、その一環として、２００９年に行われた第53回日本リウマチ学会総会・学術集会で、「インフリキシマブ不応となった関節リウマチ患者に半夏瀉心湯合六君子湯が奏功した一例[10]」として、症例報告をしましたが、まったく注目されず、とても、がっかりしたことを覚えています。

漢方を使って治療をしている現場の医療者はその効果を実感していますが、結局、漢方は、なぜ効くのかが、分からないと受け入れてもらえないのです。漢方の効果が劇的であればあるほど、このような一例報告は、「ほんまかいな？」という目で見られがちなのです。

漢方の効果を説明する方法としては、一つは、漢方の考え方や用語で、この現象を説明する方法があります。漢方には、よく言われる、「気血水《きけつすい》」や「五臓概念《ごぞうがいねん》」というものがあります。実は、その他にも、「弁証《べんしょう》」というさまざまな診断法がありますが、長くなるのと、複雑になるので、ここでは割愛します。

一般的な漢方における説明としては、「気＝目に見えない生命の働き」「血＝赤色の液体で肉体の物質的基礎」「水＝血液以外の液体（リンパ液・消化液・尿・汗など）」が体内をバランスよく流れることで、私たちの体は健康に保たれていると言われています。不調や病気はこれらの流れが滞《とどこお》ったり乱れたりすると現れると考えられています。

少し難しくなりますが、従来の漢方の考え方で説明すると、関節の症状は、「風寒湿《ふうかんしつ》」が原因と言われます。そこで、温めて、湿気を取り除き痛みを取る処方、越婢加朮湯《えっぴかじゅつとう》や桂枝加《けいしか》朮附湯《じゅつぶとう》などを使用します。しかし、ユキコさんの場合は、胃の湿熱《しつねつ》により、関節における瘀血《おけつ》（血の滞りを意味し、慢性の症状と関係します）と血熱《けつねつ》（腫れや痛み、熱感など）が引き起こされています。そこで、胃の湿熱を改善する六君子湯に半夏瀉心湯を加え、関節の血熱をインフリキシマブで改善し、長年の関節リウマチが改善したと解説します。この根拠は、古典の医案と呼ばれる症例報告、そして処方が効いたかどうかになります。

ここまで、読まれて、どうでしょうか？　正直、理解できないと思います。こういった「弁証」とよばれる解説は、一部の専門家しか理解できず、物質的根拠がないので検証のしようがないのが欠点です。

漢方の効果を説明するもう一つの方法としては、現代医学の方法論で解説する方法があります。臨床研究で、一定の人数の患者さんに、可能であればプラセボという偽薬を使い、漢方なのか偽薬なのか、どちらを投与しているのか分からなくする二重盲検無作為比較対象試験《にじゅうもうけんむさくいひかくたいしょうしけん》を行う方法です。基礎研究では、いろいろな病気のモデルのマウスを使って、漢方薬の薬効機序を探索し、最終的に生薬由来の、どの化合物が効果を示しているのか同定していく方法です。

認知症における問題行動（ＢＰＳＤ）に使われる抑肝散《よくかんさん》など[11]、臨床効果を証明する論文も次々に発表されています。漢方を使った場合と使わなかった場合の経過の違いや、具体的に漢方が体に効く作用機序も徐々に解明され、多くの科学的な知見が蓄積されつつあります。

では、ユキコさんの症例を、この手法で説明できるでしょうか？

六君子湯には、すでに記載した通り、食欲を刺激するグレリンを介したさまざまな薬効機序の解明と臨床の結果が報告されています。半夏瀉心湯は、抗がん剤によるラットの下痢モデルにおいて、投与量を増やしていくのにあわせて、下痢の症状が改善することが報告されています[12]。ヒトにおける臨床研究でも、がんの化学療法の副作用の一つである口腔粘膜炎を改善する効果が報告されています[13]。つまり、ユキコさんの場合は、グレリンが誘導され、消化管の動きと粘膜障害が改善して、薬剤の吸収がよくなったことから、関節リウマチが改善したという仮説です。

悪くはないのですが、この劇的な臨床経過を説明するには不十分だと思います。臨床研究の結果は、対象となる疾患が選択され、評価されていますので、ある程度の人数の患者さんの経過を説明するのには適していますが、個別の症例における効果を、十分に予測することはできません。また、モデル動物の実験も、結果は、ある程度限定されますので、臨床現場での結果を、十分に説明してくれるものではありません。

結局、どちらの方法での説明も、ユキコさんの臨床経過を理解しやすく説明することはできない状況でした。そこで、視点を変えて、調査をしてみました。

6　関節リウマチや膠原病の患者さんは消化器症状のＱＯＬが低下している

関節リウマチの患者さんや、全身性エリテマトーデス（ＳＬＥ）などの膠原病の患者さんたちが、胃の痛みや便秘・下痢を訴えることは、外来や病棟での診療で経験的に分かっていました。一般的には、ステロイドやＮＳＡＩＤｓ（エヌセイド）といわれる痛み止めの影響で、胃腸障害が出現するので、その影響だろうと思っていました。ただ、気になっていたのは、入院したＳＬＥの患者さんに詳しく食生活を尋ねると、いわゆるコンビニ弁当やジャンクフードを取りすぎているなど、ＳＬＥの発症前の食生活が乱れていることも分かっていました。さらに、関節リウマチや膠原病の患者さんにおいては、強力な胃酸抑制効果を示すプロトンポンプ阻害薬（ＰＰＩ）を使っても、消化器症状が改善しない症例をしばしば経験していました。

そこで、私は、外来通院中の関節リウマチや膠原病の患者さんを対象に、胃などの上部消化管の質問紙ＧＯＳと消化器症状全般を評価するＧＳＲＳという質問紙を用いて、消化器疾患の生活の質（ＱＯＬ）を評価しました。患者さんの背景は、男性20名、女性１３２名、平均年齢は56・9歳でした。そのうち、関節リウマチの患者さんが68名、ＳＬＥの患者さんが20名でした。

結果は、興味深いものでした。ＧＳＲＳスコアは、一般の病気でない人たちのスコアが、すでに調査され、基準値が定まっていることが知られています。今回、調査した関節リウマチやＳＬＥの患者さんたちは、薬剤に関係なく、便秘のスコアが高い数値を示していました。さらに、ＧＯＳの結果では、強力な胃酸抑制効果を示すＰＰＩを内服しているにもかかわらず、関節リウマチ患者さんでは、10〜20パーセントの人に、胃の痛み・胃もたれの症状が残っていました。また、ＳＬＥの患者さんでは、30～50パーセントの人に、胃の痛み、胸やけ、胃酸の逆流、胃もたれ、吐き気、げっぷなどの症状が残っていることが分かりました。さらに、ステロイドを内服しているかどうかで検討したところ、関節リウマチ・ＳＬＥの患者さんともに、ステロイドを内服している人のほうが、消化器症状の保有率が低下していることが分かり、関節リウマチの患者さんでは、ステロイドを内服していない人のほうが、胃の痛みと胃もたれの症状の保有率が20～30パーセントと高い傾向を示しました[14]。

免疫の病気である印象が強い関節リウマチやＳＬＥですが、この調査で、背景に消化器系の問題が隠れていることが分かりました。

7　六君子湯と半夏瀉心湯の共通生薬である人参湯

六君子湯《りっくんしとう》と半夏瀉心湯《はんげしゃしんとう》の組み合わせは、今では、私の愛用の組み合わせで、がん患者さんの消化器症状の改善によく使用しています。当時は関節リウマチでの再現性を確認する必要があったので、協力の上、数例試してみたのですが、このような劇的な結果は得られませんでした。そこで改めて、この二つの生薬構成について考えてみたところ、人参《ニンジン》、乾姜《カンキョウ》、蒼朮《ソウジュツ》、甘草《カンゾウ》という人参湯の構成生薬が隠れていることが分かりました。人参湯は、序章でお話ししたように劇的な臨床効果を示した症例を経験した処方なのでよく使用していました。

そこで、2007年4月から2011年4月までに大阪大学医学部附属病院で人参湯を投与された関節リウマチ患者58症例を対象に、過去の診療データを拾い上げて調査しました。過去の結果を調べるので、後ろ向き研究といって、エビデンスレベルは高くありませんが、最初の一歩として、医学の世界ではよく行われます。人参湯が投与され、内服を一定期間継続されていた症例は58例中17例でした。患者さんの内訳は、男性2例・女性15例、平均年齢は51歳、平均投与期間387・6日でした。関節リウマチの治療では、炎症や痛みの管理のために少量のステロイドや関節破壊の抑制のためにメトトレキサートが使用されます。人参湯の内服を継続していた患者さんでは、ステロイドの経口剤であるプレドニンの内服量が6・0mgから4・3mgに減量していました。メトトレキサートも内服量が3・8mgから2・3mgに減量していました。

医学研究では、数学的処理を行って、統計学的に意味のある変化かどうかを調べます。この際の減量効果は統計学的に意味のある減量効果があることが分かりました。ただし、関節の破壊を示すマーカーであるMMP-3の値や、炎症を示すマーカーであるCRPの値は、減少傾向を示していましたが、患者さんごとのばらつきが大きく、統計学的に意味のある結果ではありませんでした。ともかく、人参湯は、消化管の機能改善により、関節リウマチの活動性を低下させている可能性が示唆されました。２０１３年に行われた第57回日本リウマチ学会総会・学術集会で、「関節リウマチ患者に対する漢方治療の有用性の検討⑮」として発表し、その際は、一定の反応があったように思いました。しかし残念ながら、その後、私の研究テーマがフレイル（「漢方なるほどコラム⑩」を参照）やがんに変わったため、この研究をさらに進められなかったのが心残りではあります。

8　漢方は生体を一つのシステムとしてとらえている

ここまでを、まとめると、関節リウマチや膠原病の患者さんは、ステロイドに関連なく、背景に消化器系の問題が隠れています。さらに、六君子湯や半夏瀉心湯、人参湯などの、消化器系に働きかける漢方は、消化管の機能改善により、病気の安定化に効果を示している可能性が考えられます。つまり、漢方薬の薬効を考えるときには、生体を一つとしてとらえたほうが、その仕組みを説明しやすいことに気が付きました。実際、漢方は生体を一つのシステムとして考えます。

システムという表現は、システム工学の考え方に基づいて、その定義は、「機能が異なる複数の要素が密接に関係し合うことで、全体として多くの機能を発揮する集合体」となっています。具体的には、ロボット、コンピュータを用いたシミュレーションゲーム、会社組織や行政機関に至るまで、きわめて広範囲に及ぶものを指しています[16]。

序章でも記載した山村雄一先生が、「漢方医学の対象は、「病態」の改善であって、「病因」の除去ではない」という言葉に出会ったのもこの頃でした[17]。一般に、病気は、病気の原因があり、さまざまな症状を示す病態がつくられて、臓器障害が出るようになり、病気になってしまうと考えられています（図2）。

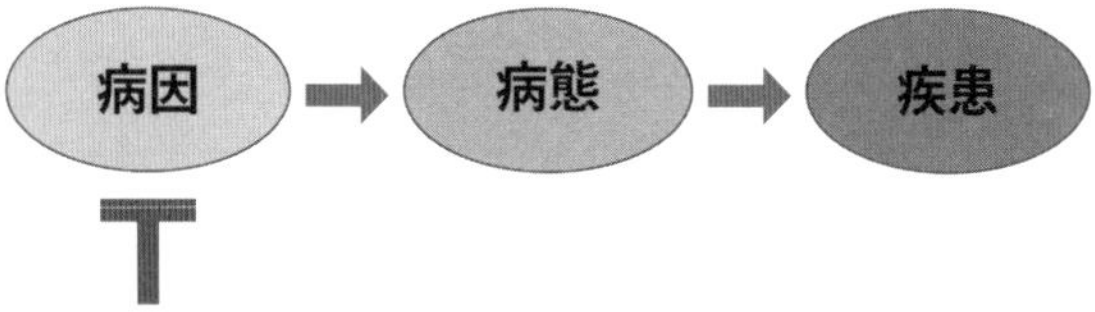

図2　病因論に基づく一次線形モデル
抗生物質、免疫抑制、抗がん剤など、原因を除去する際に、用いられる考え方ですが、慢性感染症やがん、難治疾患では必ずしも有効ではない。

本来であれば病気の原因である「病因」を除かないと治らないはずですが、多くの慢性疾患、がんや免疫の疾患などは、さまざまな要因が関わっており、なかなか決定打が見つかりません。がんの治療でも、切除しても再発し、化学療法でがん細胞の増殖を抑えても、今度は白血球が低下し、下痢やしびれなどさまざまな副作用が出現します。つまり、慢性の難治疾患の患者さんでは、病因と病態は一体化し、治療が難しくなっていることに気が付きました。この考え方をモデル化し、「病因・病態の構造モデル」と名付けました（図３）。

具体的には、風邪などはウイルス感染に伴う熱や悪寒《おかん》、頸《くび》のこわばりなどの症状が病態の中心になります。風邪症状は、ウイルスの毒性というよりは、多くは免疫の過剰反応になります。病態の改善は、漢方の得意とするところで、熱や悪寒、頸のこわばりなどを改善すれば、病因であるウイルスを除去しなくても、風邪症状は改善します（図４）。一方、細菌感染により起こる肺炎や化膿症などは、抗生物質により、細菌を除去しなければ、病態である呼吸器症状や感染部位の熱感や腫脹は改善しません。つまり、病因を除去することが治療の中心になります（図５）。

慢性の難治疾患では、病因の除去を現代医学で行いながら、同時に、病態である症状を漢方で改善していく。ユキコさんの劇的な経過も、まさに抗サイトカイン療法

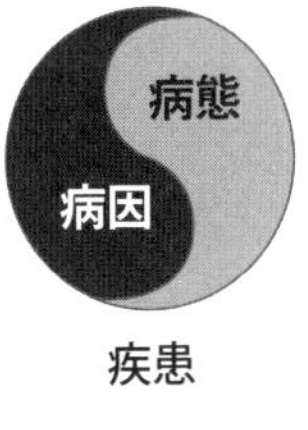

図３　病因・病態の構造モデル
病気の形成において、病気の原因である病因と、症状である病態は、一体化し、お互いに影響を与えている。

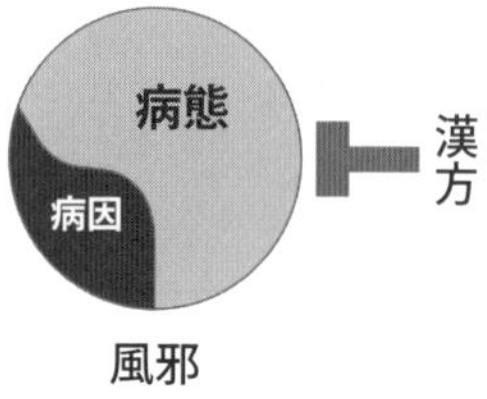

図4　病因・病態の構造モデルから考える風邪の治療
さまざまなウイルスに引き起こされる風邪症状という病態は、漢方治療で改善すると、疾患は治癒に向かう。

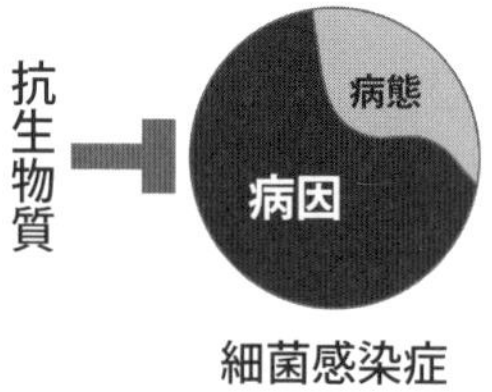

図5　病因・病態の構造モデルから考える細菌感染の治療
特定の細菌で起こる感染症は、抗生物質で細菌が除去されれば、疾患は治癒に向かう。

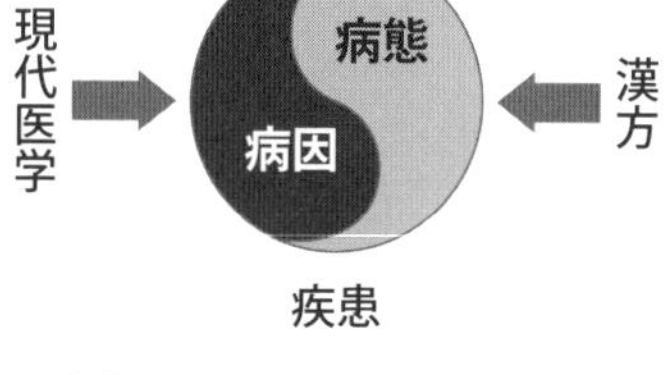

図6　病因・病態の構造モデルに基づいた現代医学と漢方の運用
病因の除去はそれぞれの分野の現代医学で、病態の改善は漢方で治療していく。

で、炎症性サイトカインであるＴＮＦ－αをインフリキシマブで除去し、隠れた病態だった消化管の障害を漢方で改善することで劇的な効果を示したと考えられるのです（図６）。

最近の研究のトピックスとしては、腸内細菌叢と免疫の関係です。マウスの免疫系においては、腸内細菌のクロストリジウム属細菌が、大腸での制御性Ｔ細胞という、免疫において、炎症を止める働きのＴ細胞の誘導を引き起こすことが、報告されています[18]。また、メタゲノム解析という、新たな解析手法により、腸内細菌の種類の分布を網羅的に明らかにすることができるようになってきました。あくまで、仮説ですが、漢方薬が特定の腸内細菌の増殖を誘導し、結果として、免疫の安定化に寄与している可能性も想定されます。まだまだ研究段階ですが、近い将来、ヒトにおける消化管の状態と、免疫疾患との関係が明らかになってくると思われます。

9　現代薬と漢方薬の違い

次に、現代医学と漢方医学の薬の違いをみてみましょう。

現代医学では、患者の自覚症状や訴えに加えて、血液検査や画像診断などの客観的データを重要視します。ほとんどの現代薬は、さまざまなデータが積み重ねられたことで病気の原因が特定され、さまざまな実験で確かめられた一つの有効成分を、人工的に化学合成して作られています。現代薬は臨床試験で有効性や安全性が確かめられており、薬を対象の患者さんに、どの条件で使うと、どのような効果があるか、血中濃度なども明確になっています。ただしそれでも、ヒトは多様性が高く（個人差が大きく）、臨床試験で効果と安全性が確認されても、臨床の現場で予想外の副作用が出ることで使われなくなる薬剤が多数存在するからです。最近は、吸入ステロイド薬の登場で使用頻度は減りましたが、アミノフィリンという気管支喘息の症状悪化の際に使用される薬剤などは、有効な血中濃度と、動悸など循環器系に影響が出る中毒域の血中濃度が明らかにされています。つまり、現代薬は病気を起こす特定の遺伝子や酵素、たんぱく質、サイトカインなど、ある程度絞られた原因に対して強力に作用し、効果を発揮します。

　一方、漢方薬の特徴はなんといっても「生薬の組み合わせ」にあります。たとえば補中《ほちゅう》益気湯《えっきとう》には「人参《ニンジン》・蒼朮《ソウジュツ》・黄耆《オウギ》・当帰《トウキ》・陳皮《チンピ》・大棗《タイソウ》・柴胡《サイコ》・甘草《カンゾウ》・生姜《ショウキョウ》・升麻《ショウマ》」と10種類の生薬が入っています。もしも、補中益気湯を現代医学的に生薬由来の化合物成分を数えると、少なくとも数十種類、数え方によっては100種類以上になるかもしれません。漢方では、長い年月をかけて、どんな生薬の組み合わせがどんな症状に効果があるのか、また逆に害になるのか確かめられて体系化されてきました。

複数の生薬が組み合わさって現れる薬効は、漢方の特徴の一つです。ほぼ純粋な一つの成分でできている現代薬に比べると、生薬ひとつひとつの薬効は弱いものです。なぜ効くのか、その仕組みが明らかになっていない生薬もたくさんあります。しかし、ひとつの生薬では十分な薬効がなくても、複数の生薬が組み合わさることで、すでにお話したように驚くような効果を発揮することがあります。また、ひとつの漢方薬で複数の症状の改善にも効果が期待されます。

葛根湯を題材にした「葛根湯医者」という古典落語があります。

「頭が痛い？　葛根湯をお飲みなさい。お腹が痛い？　葛根湯をお飲みなさい。筋肉痛？　葛根湯をお飲みなさい。目が痛い？　葛根湯をお飲みなさい。付き添いの方、退屈でしょう？　葛根湯をお飲みなさい」という具合に、とにかく葛根湯を出す医者が描かれています。

なんでも葛根湯を飲みなさいと言う葛根湯医者は、ヤブ医者として落語では描かれていますが、実は、多様な症状を、一つの処方を使いこなし、治療することができることは名医の証でもあり、ヤブ医者と紙一重でもあります。江戸時代、このような共通認識があったからこそ「葛根湯医者」が語られていたのでしょう。

では、有効な血中濃度が不明なのに、なぜ効果が現れるのか？　それは、漢方薬の効果を示す背景は、従来の薬理学とは異なる背景があるからなのです。「複雑系」という考え方から、説明すると、実は分かりやすくなります。少し、難しくなりますが、お付き合いください。

10　複雑系の考え方からみた漢方

科学の領域には、「複雑系」という分野があります。よく引用されるのが、バタフライ効果です。気象学者のエドワード・ローレンツの講演、「ブラジルの一匹の蝶の羽ばたきはテキサスで竜巻を引き起こすか？」に由来します。蝶が羽ばたいて、竜巻が起こるというのは、もちろん、たとえ話ですが、わずかな刺激が、大きな変化をもたらすことを意味しています。

複雑系とは、いくつかの構成因子で成り立って、運用方法も単純ですが、結果として、予測不能な動きを示すものを指しています。たとえば、天気も、気圧や気温、湿度、風向き、人工衛星で雲の動きを観測するなど、測定因子は決して多くはありませんが、今でも天気予報が絶対ではないことは、日常経験することだと思います。アリの巣のなかの仲間は、女王アリ、働きアリ、幼虫などからなりますが、フェロモンの働きで制御されて、群れとしてみると、人間社会のような複雑な社会構造ができ上がっています。人体なら、免疫系も複雑系と考えられています。免疫系は、Ｔ細胞、Ｂ細胞、マクロファージなど、比較的限られた細胞が担当していますが、数えきれないほどの多種・多様なウイルス・細菌などに対応しています。生命とはまったく違う分野のものですが、経済やインターネット空間も複雑系と考えられています。[19]

複雑系に関しては、とてもこの本ですべてを説明しきれるようなものではありませんが、漢方に関わるキーワードとしては、「カオス」、「ネットワーク機構」などが挙げられます。カオスという現象を理解することが、漢方薬の薬効を考えるときに、とても重要になります。カオスとは、一見、単純に見える式で予測されたものでも、初期値のわずかな変化が、予想外の動きを見せる現象を指しています。ロジスティック写像と呼ばれる、マウスやウサギなど生物の個体数の増え方を予測する比較的単純な方程式が、ある条件で、まったく予測不能な動きをすることが知られています。ご興味のある方は、「漢方なるほどコラム⑨」に詳しく書いていますので、ご覧ください。つまり、生薬の一つ一つの薬効が弱くても、初期値がわずかに変化すると、表現型が大きく変化する可能性があることになります。

では、漢方薬は、何を変化させているのでしょうか？

11 漢方における気とは？

漢方でいう「気血水」のうち、「気」とは生命エネルギーを指し、「元気」「気力」の気です。「気」は目に見えない、生体のさまざまな働きを意味していますが、その実態は、まだ、十分には明らかにされていません。私は、気の働きの一部は、現代医学で明らかにされたサイトカインやホルモンの働きで、ある程度説明できると考えています。

免疫・炎症・生体防御の役割を担っているサイトカインは、現在すでに数百種類が発見されています。サイトカインの発見は、医療の現場を大きく変化させました。「サイトカイン療法」や「抗サイトカイン療法」が開発され、関節リウマチの治療は、患者を健常者とほぼ変わらない、寛解といわれる状態にまで改善させることが可能になりました。そのあたりは、先ほどユキコさんの症例経過で説明した通りです。その他にも、「サイトカイン療法」や「抗サイトカイン療法」は、がん治療や自己免疫疾患の治療に応用されています。現在の医療現場では、サイトカインは、日常用語になっていますが、実際の生体の中では、ピコグラムという驚くほど微量にしか存在していない糖たんぱくなのです。

では、ピコグラムという濃度が、どれほど微量なのか、健康診断や病院に行ったときの血液検査の結果を基に、説明しましょう。

血液検査でアルブミンが低いなら栄養状態が悪いとか、血糖値が高いなら甘いものを控えてくださいい、コレステロールが高いなら中止してくださいという話になると思います。一般にアルブミンの測定範囲は（g／dL）、血糖値やコレステロールは（mg／dL）になります。一般にアルブミンは3・7～5・0（g／dL）血糖値は、80～110（mg／dL）になります。ピコグラムという単位は、1グラムの1兆分の1、1ミリグラムの10億分の1を意味します。実は、驚くほど微量な糖たんぱく質を測定しているのです。ピコグラムという非常に微量なサイトカインが治療に応用されるとは、30年前は誰も考えていませんでした。しかし実際にはこんなにも微量な体内物質の変化が病気に大きく関わっていて、それを調整することで病気がよくなることが分かってきたのです。

一方、漢方の「気」も目に見えません。しかし、目に見えない、測れないからといって「存在しない」のではないのです。血液検査も画像診断もなかった時代、当時の人々は、血糖値やホルモン、神経伝達物質やサイトカインなど目に見えない生体のさまざまな物質の働きを「気」という言葉で表現したのではないでしょうか。『傷寒論』などの中国古典医学書を読んでいると、現代ならホルモンやサイトカイン、神経伝達物質で説明できる「気」についての記述があります。当時の人々は、目に見えないけれど、精密な生体観察から生体エネルギーは存在すると考え、それを「気」と総称することで生体システムの働きをとらえていたように思います。

つまり、わずかな刺激で、大きな変化を起こすという複雑系で考えられる現象を踏まえると、漢方薬はサイトカインやホルモンの発現をわずかに変化させて、薬効を示している可能性が考慮されます。幸い、私の研究室では、牛車腎気丸という従来は老化の症状に経験的に使われていた薬剤が、炎症を起こすサイトカインTNF-αの産生抑制などを介して、筋肉の老化（サルコペニア）を改善することを見出すことができました。詳しくは、「漢方なるほどコラム⑪、⑫」をご覧ください。

12　漢方はレジリエンス（回復力）を利用する

ここまでをまとめると、漢方は生体を一つのシステムとしてとらえ、病気の症状である病態を改善し、病因を除去、または制御しやすい状態を作り出し、驚くような薬効を示すことがあると考えられます。漢方薬は、一つ一つの生薬の薬効は弱いですが、ホルモンやサイトカインなどの発現にわずかに作用し、病気の症状を大きく変化させている可能性が考えられます。

それでも、漢方は難しいから、やっぱり現代薬で十分だという意見があります。実際、現代薬の治療で問題がなければ、漢方はあえて必要はないと思います。

ただ、ここで知っていただきたいのは、システム制御の世界で、「ロバストネス・トレードオフ」という現象が明らかになっていることです。「ロバストネス・トレードオフ」とは、システムの状態を安定させようとして、新たな制御を加えると、そのことが新しい脆弱さ（不安定要素）を生み、結果としてシステム全体の安定性（ロバストネス）は一定になる、という制御系のジレンマを意味します(16)。

具体的には、システムのところでお話ししたように、細菌感染に抗生物質を使えば細菌性肺炎は改善しますが、抗生物質の乱用は耐性菌の出現を誘導します。現在、多剤耐性菌の出現は、世界中で問題となっており、結果的に抗生物質の使用が制限される事態になっています。また、免疫疾患においても、活性化した免疫細胞を標的にステロイドや免疫抑制剤を増量すると、日和見感染《ひよりみかんせん》といい、普通の患者には影響しないサイトメガロウイルスやカンジタなどの真菌感染を引き起こしたりします。

では、どうすればいいのでしょうか？　生体という複雑系のシステムを制御していくために、漢方はレジリエンスを利用し、生体のシステムを回復します。第２章からは、レジリエンスについてお話しししていきます。

漢方なるほどコラム①

薬局と病院の漢方薬は何が違うの？

体の不調を何とかしたい。そんな時に漢方を試してみたい。よくそんな相談を受けます。では、どうすれば、漢方薬が手に入るでしょうか？

漢方といえば、みなさんが最初に思い浮かべるのが、複数の生薬を組み合わせて、煎じ器で、コトコト煎じる、煎じ薬のイメージだと思います。実際に、患者ごとに細かく調整が可能になります。欠点としては、煎じるのに手間がかかり、専門的に生薬が扱える薬局も限られていることです。日本薬局方には、１５０を超える生薬が記載され、基本的に保険診療で処方可能です。診療所によっては一部負担、全額自費の場合もあります。定評のある漢方専門医や漢方薬局での受診をお勧めしますが、あまりに高額な薬代を請求されるところは、お勧めしません。

煎じ薬の利便性の悪さを改善したものが、生薬を煎じてエキス顆粒にした、漢方エキス剤になります。一般には、煎じ薬より効果がやや落ちると言われていますが、必ずしも、そんなことはありません。その方の病態にあっていれば、十分な薬効を示します。ただし、煎じ薬と違って、細かな調整ができないことが欠点になります。

ドラッグストアでも漢方エキス剤は販売されています。薬剤師さんに症状を相談し、アドバイスをもらって購入していると思います。これらの漢方薬は、カウンター越しに販売するという意味で英語のOver The Counter（オーバー・ザ・カウンター）を略してOTC医薬品と呼ばれています。「わざわざ病院まで行くのはちょっと」という時に役立ちます。医療用にはない漢方エキス剤がある一方、健康保険が効かないので、薬剤費の負担は、医療用よりも高額になります。また、同じ漢方エキス剤でも、生薬の内容量は、医療用より少なくなります。

医療用は、病院やクリニックで処方してもらうことができます。現在、日本では、148種類の医療用の漢方エキス剤が、健康保険の適応となっています。おそらく、みなさんの想像より、ずっと多くの漢方薬が医療現場では使えるのです。健康保険の適応ですので、薬剤費の負担は軽減され、使用されている生薬量も多いことになります。さらに、日本の医療制度では、医師免許があれば、現代薬も漢方薬も処方できるので、主治医の理解があれば、いいとこ取りの治療が可能となります。しかし、実際のところ、漢方を処方したことのある医師は多いですが、漢方専門医の資格や、漢方の使用に精通した医師は、まだまだ少ないのが現状です。今後の課題でしょう。

漢方なるほどコラム②

漢方エキス剤は、いつ、どうやって飲むの？

生薬を使った煎じ薬の場合は、たとえば、「便秘に大黄《ダイオウ》を効かせるときには、後で煎じてください」など、生薬を取り扱っている薬局から、細かな煎じ方の指導があります。

では、漢方エキス剤は、いつ、どうやって飲むのですか？　とよく聞かれます。また、「私は粉をそのまま飲んで、水で流し込みます」なんて言う患者さんもいますが、漢方エキス剤は、基本的に、100～150cc程度の熱いお湯で溶かして飲むことをお勧めします。なぜなら、苦い、甘い、酸っぱいなどの味覚、シナモン（桂皮《ケイヒ》）の香りなどの嗅覚への刺激も漢方薬の薬効の一つだからです。現在のところ、科学的な裏付けはありませんが、いわゆる証が合っていれば、苦い処方も美味しく感じると言われています。私自身も、ときどき漢方薬のお世話になりますが、あながち間違った話ではないように思います。また、漢方エキス剤が2～3種類になってまとめて溶かしても、少し待てば十分溶けますので、ゆったりした気持ちで飲まれることをお勧めします。

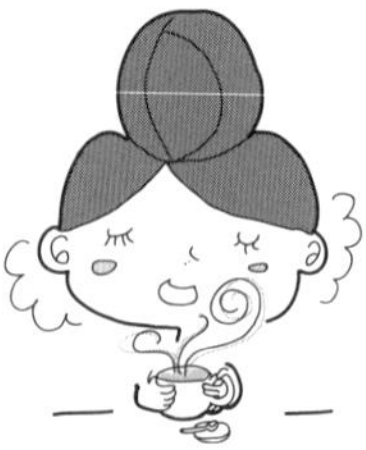

では、食前、食後、食間、いつ飲めばいいでしょうか？　たとえば、葛根湯《かっこんとう》では、原典である『傷寒論』において、「内服後、粥をすすり、薬力を助ける」などの記載がありますので、基本的には食

前または食間になります。附子《ブシ》を含むエキス剤は、附子の吸収が早くなるので、食前の方が安全ではないかと言われていますが、医療用のエキス剤においては、私は、トラブルは経験していません。では、食前に飲み忘れたから駄目なわけではなく、食後に飲んでも、一定の効果はあるので問題ありません。患者さんによっては、食後の方が飲みやすいという方もいます。古典においても、それほど、飲むタイミングを厳密に指示している記載は少ないので、結局、飲みやすいタイミングで飲めばいいのです。

では、本当に1日3回に分けて飲むべきでしょうか？　これは、1976年に保険収載されたころは、多くの薬剤が1日量を3回に分けて内服する「分3（ぶんさん）」で処方されていた名残だと思います。現代の化合物の薬剤では、1日3回より2回、2回より1回のほうが飲み忘れは少ないことは分かっていますので、今後は、1日1回や2回の方がいいのかもしれませんが、健康保険の審査が必要になります。

漢方なるほどコラム③

葛根湯の「葛根《カッコン》」って何？

一般的に、漢方で使われている生薬は、どこか知らない場所で取れた珍しくて高価なものという印象があります。もちろん、そういった生薬も中にはありますが、実は日常で出会うものも多く含まれています。風邪に葛根湯《かっこんとう》というのは、よく知られた話ですが、意外とその中身は知られていません。ここでは、葛根湯を例に挙げて、その中に含まれる生薬を簡単に紹介します。

葛根湯は、葛根《カッコン》、麻黄《マオウ》、桂皮《ケイヒ》、芍薬《シャクヤク》、大棗《タイソウ》、生姜《ショウキョウ》、甘草《カンゾウ》の7種類の生薬から構成されます。葛根とは、文字通り葛《クズ》の根っこのことです。漢方の生薬には、このように植物の根や果実、種子、茎葉などがよく用いられます。葛は、マメ科クズ属のつる性の多年草で、そのつるは長く伸びて、綺麗な花を咲かせます。秋の七草の一つに数えられるほど親しまれてきました。古来、葛の根っこは食用とされ、根っこのデンプンを抽出したものが葛粉として、和菓子などに使用されています。葛粉は、透明なツルッとしたのど越しで、冷やして夏場によく食べられる葛きりや、体を温めるために、冬場や風邪の時に飲まれる葛湯に使用されます。根っこの成分であるダイジンやプエラリンには、筋肉を緩める作用が報告されており、葛根湯が、肩こりにも使用されるのは、その作用に由来します。

大棗《タイソウ》とは、字を見ていると想像つきませんが写真をご覧頂けば一目で分かるようにナツメのことです（写真）。ナツメは、クロウメモドキ科の落葉高木で、漢方ではその果実が生薬として使われています。健胃強壮作用があり、韓国料理の参鶏湯《サムゲタン》にも使われています。茶器の棗《なつめ》の名称は、形が似ていることから、そう呼ばれるようになったと言われています。

　生姜《ショウキョウ》とは、文字通り生のショウガです。うどんのつけ汁や甘酒に入れるなど、さまざまな料理に使われています。同じように漢方でも、生姜は健胃作用として使われています。ショウガは温める作用があるとよく言われますが、漢方ではその際は乾かしたショウガの乾姜《カンキョウ》を使います。

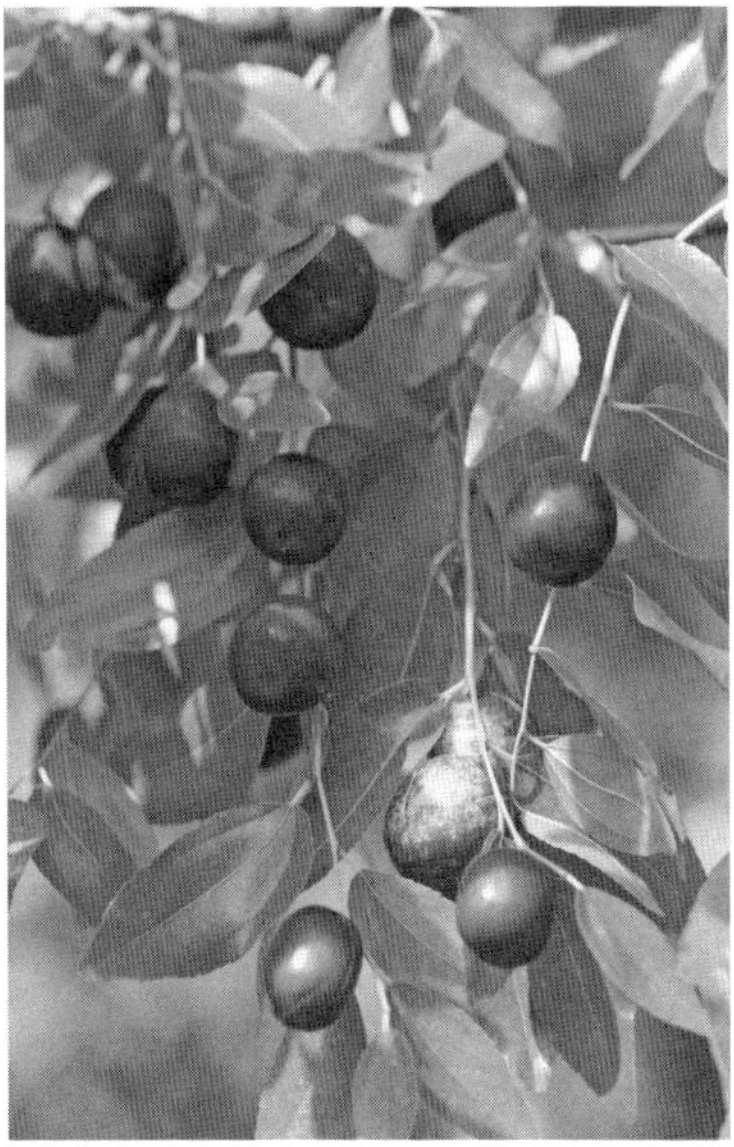

写真　ナツメ

　風邪の時に寒気がして、肩がこわばり、お腹の調子が悪いといった症状がみられます。葛根や大棗、生姜は、それらの症状の緩和に使われていることがご理解いただけたと思います。そして、これらの生薬は、私たちの生活にとても身近なものなのです。

第2章

心と体のレジリエンスのしくみ

1　レジリエンスとは？

患者自身の「回復しようとする力」とはいったい何でしょうか。「回復しようとする力＝レジリエンス」はどのような働きをするのでしょうか。

「レジリエンス」とは、もともと「外からの力による歪《ゆが》みを跳ね返す力」という意味の物理学の用語で、力をかけて金属を曲げようとしたとき元に戻ろうとする力を表します。今では、この概念が土木工学、防災対策、生態学、心理学、経済学など他の分野にも応用されています。特に社会心理学では注目されています。アンドリュー・ゾッリの著書『レジリエンス　復活力―あらゆるシステムの破綻と回復を分けるものは何か』（２０１３年）によれば、「システム、企業、個人が極度の状況変化に直面したとき、基本的な目的と健全性を維持する能力」と定義され、重要な概念になっています。[20] レジリエンスの研究によって、予想外の環境の変化に置かれたとき、個人や組織、生態系など、さまざまなシステムは状況に適応しながら回復していく力が備わっていることが分かってきました。

たとえば、本やドラマで取り上げられる偉人伝に出てくる人の多くは、成功をおさめるまでに貧困や周りの無理解、失恋、家族との死別、病気など、さまざまな挫折を経験しています。実際、お金持ちの家に生まれて、頭もよく、順風満帆で苦労一つせず、何かを成し遂げたという人の話はあまり聞きません。

ただし、誤解してほしくないのは、個人におけるレジリエンスの仕組みは、偉人伝のように特別な才能や努力がなければ発揮されないものではありません。みなさんそれぞれに与えられた能力で十分なのです。むしろ、心の在り方のほうが重要です。左手のピアニストとして活躍している舘野泉さんのお話は、とても参考になるものです。舘野さんは東京藝術大学を卒業し、その後フィンランドに移り住み、ピアニストとして活躍されていました。しかし、２００２年に演奏会の途中で、脳溢血に倒れ、右半身麻痺になってしまったのです。普通なら、そこで、演奏家人生は終わってしまうのかもしれません。医師からも、そう告げられたそうです。ピアノに向き合っても右手がまったく動かないので、両手で弾けなくてがっかりして、いったんピアノの演奏から離れたようです。ある時、バイオリニストの息子さんが、何も言わずに置いていった左手の演奏用の楽譜を開いてピアノと向き合った時に、自然と「音が立ち上がってきた」そうです[21]。両手の演奏は失ったのですが、左手の演奏家として、再び音楽生活を取り戻したのです。舘野さんは、「右手を奪われたんじゃなくて、左手の音楽を与えられたのです」と話しています。その他にも、20歳のときに交通事故で右腕を失った伊藤真波さんは、一度は、絶望の淵に沈んだそうですが、全米のスター発掘番組で、義手でのバイオリン演奏を披露し、多くの方たちに感動を与えています。ここまで、劇的でなくても、パラリンピックで活躍するパラアスリートたちの姿や、東日本大震災で大切な家族を失った後でも、日常を取り戻すために懸命に生きる市井の人たちもそうなのです。レジリエンスが導かれる仕組みについては、後ほど解説します。

予想外の環境変化や絶望的な状況に応じて回復していく物語は組織でも見られます。NHKで2000年から2005年に放送されていた『プロジェクトX～挑戦者たち～』は、まさに組織のレジリエンスの物語でした。日本ビクターにおいて赤字続きでリストラ寸前の部署だったVTR事業部を任された「ミスターVHS」と呼ばれた高野鎮雄さんとその仲間たち。すでにソニーに先行されていた状況は絶望的でした。逆転のきっかけは「家庭で求められるニーズに応えるための技術」に向き合い、試作機を無条件で公開したことでした[22]。当時の国鉄内部では非現実的と言われながらも、戦争中、軍用機などの開発に当たった技術者たちが、大きな挫折と後悔を乗り越え、平和への願いを基に生み出した世界最速の超特急「新幹線」開発の物語[23]。VHSとベータの市場争いの結果はビデオテープにお世話になった方ならご存じの通りですし、今や新幹線は、私たちの生活になくてはならないものです。結果は分かっていながらも、これらの物語は、私たちに勇気を与えてくれるものでした。いずれの場合も「外部からの強い力で崩壊しかかった組織が、目的を見失わずに回復していく力」、まさにレジリエンスが発揮された物語です。なぜ、これらの物語に引き付けられたのか、今思い返せば、登場人物の多くが、偉人伝と比べ、より身近な人たちだったからだと思います。偉人伝は、時には、スーパーマンのようで、憧れでしかないのですが、プロジェクトXで描かれている物語は、組織の中で埋もれていた人たちが、ぶつかり合いながらも、助け合い、励まし合って、新たな成功を掴んでいくからだと思います。

レジリエンスが発揮されることとは、大きな力でダメージを受ける前の状態に完全に戻ることではありません。その状況の変化に適応しながらも、目的を見失わず、新たな健全な状態を獲得していくことにあります。

１９９５年1月17日、震度７の揺れが兵庫県と淡路島をおそい、阪神・淡路大震災が起きました。当時、私は研修医で大阪にいました。早朝、ゴーッと、聞いたことのないような地鳴りの音で目が覚め、大きな揺れで、タンスの引き出しが飛び出し、とてつもない恐怖を感じたのを覚えています。阪大病院に車で向かったのですが、信号の明かりは消え、恐る恐る運転しました。病院につくと、病院の壁にひびが入り、タイルは剥げ落ち、テレビでは、強い揺れで、神戸の街が崩壊し火災が発生しているのが報道されていました。高速道路が倒れ、新幹線の高架橋も崩落していました。その後、同じ年の3月20日には地下鉄サリン事件も起こり、私自身も、このまま日本は潰れてしまうのではと、とても心配になったことを覚えています。

家族や家を失った多くの被災者たちが途方に暮れているなか、神戸を本拠地としていた球団、オリックス・ブルーウェーブ（現　オリックス・バファローズ）は「がんばろうＫＯＢＥ」のワッペンをユニフォームにつけ、震災復興のシンボルとして優勝を目標に掲げました。迎えた神戸での開幕戦は事情が悪いにもかかわらず3万人の観衆が集まり、チームは開幕戦勝利を飾ります。チームとファンや神戸市民が一丸となり、その年、オリックスは11年ぶりにリーグ優勝を果たしました。そして、いまやメジャーリーグの伝説となったイチロー選手が、首位打者・打点王・盗塁王・最多安打・最高出塁率を獲得する「打者五冠王」に輝く大活躍をみせました。日本シリーズでは、残念ながら敗れてしまいましたが、オリックスはその翌年、１９９６年もリーグ優勝、そして日本シリーズでも勝利し、悲願の日本一を獲得しました。私自身は、幼いころからの阪神ファンなのですが、当時のイチロー選手やオリックスの活躍には、ファンの垣根を越えて、とても勇気づけられました。

オリックスの監督だった仰木彬氏は当時を振り返り、次のように話しています。

「プロ野球選手が気持ちを一つにするなんてなかなか難しいこと。復興への思いが団結心を生んだ。すごいと思った。みなさんから『元気づけられた』と言われたが、逆だった。神戸で試合をしていなければ、絶対にリーグ優勝はなかった。使命感があったのだと思う。普通、優勝は球団のためであり、選手のためのもの。影響を及ぼす範囲は小さい。だが、95年は社会的意義があった。通常の通念とはまるで違った」（神戸新聞「あの光景　スポーツ震災10年（1）プロ野球・オリックス監督　仰木彬さん」より抜粋）[24]

歴史は繰り返すといいますが、日本は、本当に災害が多い国だなと思うようなことが２０１１年にもありました。２０１１年3月11日14時46分、東日本大震災が起こりました。私はそのとき、阪大病院に勤務中で、午後の一段落した時間、皆と談笑しながら電子カルテを書いていたように思います。すると、めまいに襲われたのかと心配になるような揺れを感じ、その揺れは長時間続いたように感じました。そしてこれは、ただ事ではないと直感的に感じた通りのことが起こっていました。その後すぐ、東日本で起きた広域の大震災のニュースが流れ、大津波の恐ろしい映像がテレビでも報道されました。そして原発事故も発生しました。これまでに経験したことのない大きな被害が発生し、阪神・淡路大震災の恐怖がよみがえりました。

球場が損壊した、宮城県仙台市を本拠地とする東北楽天ゴールデンイーグルスは「がんばろう東北」を合言葉に、その年のクライマックスシリーズ進出争いに加わります。そして２０１３年、その後ニューヨークヤンキースのエースとなった「マー君」こと田中将大選手が、開幕から24連勝という驚異的な活躍を見せ、球団設立9年目で初のリーグ優勝、さらに日本シリーズでも本拠地宮城で優勝しました。

震災の年に就任した当時の監督の星野仙一氏はこの年を振り返り、

「私は宗教や神様は信じないし、縁起も担がないタイプですが、２０１３年シーズンだけは、東北の皆さんの想いがチームに乗り移ったとしか思えません。何かに背中を押されたというか、目に見えない力に突き動かされていたように思うのです。東北のため、被災地の子どもたちのため、チームのためと思って、みんなが全力で闘った結果です。自分のためではなく誰かのためと思ったら、ゲームを簡単には捨てられなくなるのです」（Rakuten.Today「【追悼】闘将、星野仙一　人々の想いに突き動かされ、復興か

ら日本一へ」より抜粋[25]）

と話しています。

18年の時を隔てて、二つのプロ野球チームで、似通った現象が起きました。どちらのチームにも共通しているのは、野球どころではない壊滅的な震災に遭遇しながらも、「がんばろう」を合言葉に、多くのファンの後押しを受けて優勝に導かれたことです。そして両チームとも、決して強豪とは言えないチームでした。さらにはどちらも日本一になった試合は本拠地での巨人戦なのです。強さの象徴である巨人を倒し、地元ファンとともに胴上げの瞬間を迎えています。そして、中心選手であったイチロー選手やマー君は、文字通りスーパースター、生きる伝説になりました。

震災に代表されるような個人の力ではどうしようもない大きな天災が起こると、押しつぶされないように個人は持てる力を最大限発揮し、組織は団結を強めます。しかし、それだけでは、レジリエンスの物語は完成しません。

１９９５年の日本シリーズでは、オリックスのイチロー選手は、ヤクルトの古田敦也選手の巧みなリードに妨げられ、十分な活躍ができませんでした。同じく、２０１３年の日本シリーズでは、第６戦の大一番で楽天の田中選手は、敗戦投手になってしまったのです。しかし、どちらの場合もファンは二人を責めたりはしませんでした。そのことが、１９９６年のオリックスの日本一につながり、２０１３年の日本シリーズ第７戦で田中選手が胴上げ投手となったことにつながっていると思います。

これらが組み合わさり、「回復力」である「レジリエンス」が誘導されたのです。

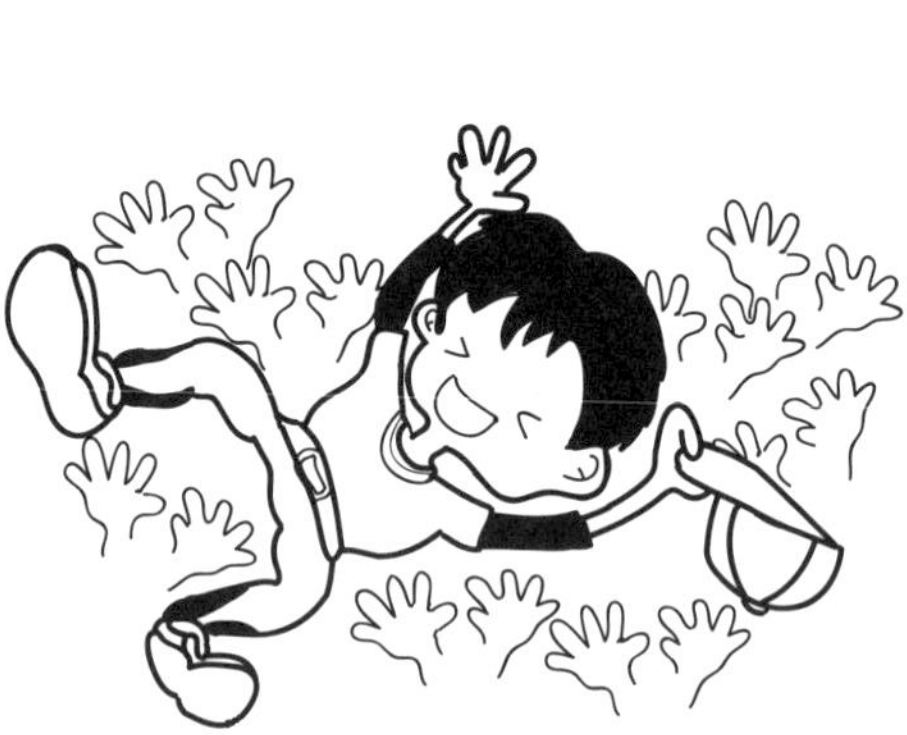

2　レジリエンスの発見

では、レジリエンスが、社会心理学領域で注目されるようになった経緯をご紹介します。アメリカでは、トラウマの研究が盛んです。なぜなら、日本と異なりアメリカは、約10年に一度のペースで戦争が起こり、そのたびに、従軍した兵士がトラウマを抱え、場合によっては薬物依存となり、社会に戻ってきていました。これは、現在も行われていることです。戦場でのトラウマを解消しなければ、結果的に治安の悪化や社会の不安定化に関わってしまうからです。昔、『ランボー』というシルベスター・スタローンが主演した映画がありました。シリーズ化後は、アクション中心の映画になりますが、当初は、ベトナム戦争後、トラウマを抱えて社会になじめない兵士の孤独がテーマでした。ちなみに、トラウマの研究は、アメリカ軍でも盛んで、特に、日本の鍼灸の技術、耳つぼの刺激が、用いられているとのことです。

レジリエンスの研究では、コロンビア大学のボナノ教授の研究報告が有名です。出産や進学、結婚などのライフイベントのなかでも「配偶者の死」が最も強いストレスだとされています[20]。彼は、2002年から1500人を対象にした10年の将来にわたって追跡する前向き研究を行い、そのうち、配偶者を亡くした205人のシニア夫婦を対象にした調査を行いました。ボナノ教授の調査の結果、配偶者を失くしたシニア夫婦のうち、慢性的な抑うつ状態が続いた人は25パーセント、悲しみに暮れたが自然に回復した人は20パーセント。そして、45・9パーセントには衰弱を伴う悲しみはまったく見られませんでした。ボナノ教授はこのグループを「レジリエント」と呼びました[20]。

ボナノらが、レジリエントと呼んだグループの人たちは、悲しみはありながらも抑うつ状態になったり衰弱したりすることなく、配偶者のいない日常を取り戻していきます。

ボナノらは、2001年9月11日に起きたアメリカ同時多発テロ事件の後にも、友人や身内を亡くした人を対象にした同様の調査を行いました。この事件が起きたとき、私は、仕事が終わり自宅に戻った時でした。NHKのニュースで、世界貿易センタービルに、飛行機が突っ込む映像を見て、これは、映画なのか?! と錯覚するくらい強い衝撃を受けたことを覚えています。ましてや、その場で事件に遭遇した人たちは、現場にいながら、巨大なビルが崩れ落ち、粉塵が巻き上がり、轟音が響き、恐怖に襲われ、大切な同僚や友人、家族を亡くすという、最高レベルのストレスを経験しているのです。さらに、悪夢を呼び覚ますように、その後何度も繰り返しメディアで映像が流れた事件です。しかし、調査の結果では、PTSD状態の人は全体の30パーセント程度で、あれだけのストレスにさらされながらも、当事者たちの半数は、自然に立ち直っていたことが分かりました。他の自然災害でも、ボナノらは同様の調査を行いましたが、同様の結果が得られたのです[20]。

どんなにつらい体験をしたとしても、すべての人がPTSDになる訳ではないのです。多くの人たちは、その体験を乗り越えて、日常を取り戻していきます。乗り越えていく人と、そうではない人たちで、何が違うのでしょうか。その違いが考えられ「レジリエンス」が注目されるようになってきたのです。

先ほど、システム制御における「ロバストネス・トレードオフ」という考え方を紹介しました。システムの状態を安定させようとして、新たな制御を加えても、安定性は変わらないのです。そもそも、どんな衝撃にも壊れない完璧なシステムを作ることはできません。どれほど完璧に作っても、何重にも張り巡らされたセーフティーネットによって「しなやかさ」を失ってしまっては意味がありません。結局、想定以上の力や、予想外の刺激が加わると脆くもシステムは崩壊してしまいます。さらに、一度壊れると元に戻ることはできません。一見完璧に見えるシステムは時に「脆さ」と紙一重なのです。

現実の世界でも、想定外の混乱がしばしば起きます。地震や台風などの天災、経済危機、疫病、テロ、エネルギー危機、食糧危機、環境問題。これらの危機は、一度起きるとそれ以前とまったく同じ状況に戻ることはありません。危機を生き延びるために必要な強さは完璧なシステムではなく、レジリエンスなのです。

3　レジリエンスを意識することになった ある患者さんとの出会い

レジリエンスという考え方を学んで、私の中に思い浮かんだ患者さんがいます。心と体の関係を、改めて意識するようになった症例です。サトコさん（仮名）は74歳の女性、両手のひらと両足の裏がカサカサになり、皮膚が硬くなって厚くなる角化に悩んでいました。すでに皮膚科を受診し、アレルギーの原因を調べるパッチテストで亜鉛の陽性反応がでて、義歯を交換しましたが、症状は改善しません。真菌感染も否定されました。ジフラゾラン軟膏、カルシポトリオール軟膏、サリチル酸ワセリンなど、数種類の塗り薬を試しましたが、症状は改善されていません。「漢方でなんとかなりませんか？」と、よくあるパターンで、私の診察室を訪れました。サトコさんの第一印象は、なんとなく沈んでいるのかなという印象がありましたが、その時は特に気になるほどではありませんでした。

私は難治性のアレルギーの患者さんを多く経験しているので、型通り、特異的ＩｇＥ検査（ＲＡＳＴ）というアレルゲンに対する反応の強さを調べる検査を行いました。その結果、いくつかのアレルゲンに陽性反応が出たので、抗アレルギー剤であるロラタジンと手足の湿疹に効果のある加味逍遙散《かみしょうようさん》を処方しました。これらの薬を処方して２～３か月もすると、サトコさんの手足のカサカサはだんだんよくなっていき、最終的にツルツルになりました。そして、症状の改善とともにサトコさんの表情も明るくなっていきました。

加味逍遙散（かみしょうようさん）

いわゆる婦人科三大処方の一つで、更年期のイライラしている女性に、よく使用されます。ただし、それは、この処方の持つ一つの側面でしかありません。私の尊敬する最後の漢方医と呼ばれた浅田宗伯の残した「方函《ほうかん》・口訣《くけつ》」によれば、この処方は、「肝火《かんか》の亢《たかぶ》り」、現代風に表現すると、ストレスによるホルモンなどの内分泌系の異常から、「虚火《きょか》」、つまり炎症を起こしている状態に使用する処方です。[9] 逍遥散《しょうようさん》に、牡丹皮《ボタンピ》、山梔子《サンザシ》を加味するのは、抗炎症作用が期待されてのことです。皮膚症状に、加減法が用いられるのは、江戸時代より行われており、華岡青洲（漢方なるほどコラム⑦）も使用しています。いわゆる主婦湿疹に使用するのは、山本巌先生一門の工夫になります。[26]

サトコさんは、手足のカサカサが治ったことをとても喜び、私の想像以上に感謝してくれました。両手のひらや、両足のかかとを見せながら「先生、こんなにツルツルになりました。本当にありがとうございます」と、私に深く感謝を伝えてくれるのです。もちろん患者さんが治ることは、主治医としてうれしいことです。ただ私は、普段、他院で困っている、もっと重症な患者さんを診察しているので、「よほど手足のカサカサに悩んでいたのかな？　まぁ、よくなられて、よかった」と思いつつも、心のどこかに少し不思議な感じが残っていました。

ある日の外来診察日。診察が終わった後、「先生、じつは……お話ししたいことがあるんです」と、サトコさんが話しを始めました。それはまったく、予想もしていない内容でした。サトコさんには、頼りにしていた、とても立派な、自慢の息子さんがいたそうです。しかし、息子さんは交通事故に遭い、帰らぬ人となってしまったそうです。ある日突然、何の前触れもなく、大切な息子さんが、目の前からいなくなってしまったのです。あまりのショックに、サトコさんは息子さんが亡くなったことを誰にも話すことができなかったそうです。親しい友人にもつらい気持ちを打ち明けることができず、一人で抱えきれない悲しみを背負って過ごしてきました。

話を聞いていくうちに、息子さんを失った少しあとから手足がカサカサになりはじめたことが分かりました。サトコさんが最初に診察室に来たときの沈んだ印象は、まだ悲しみの中にいたからだったのです。

「このお話をしたのは、先生が初めてです。ありがとうござ

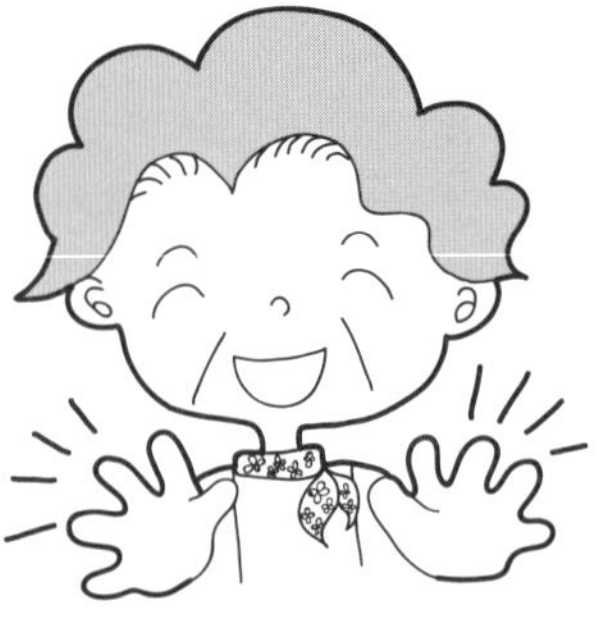

います」とお話しされて、満足そうな笑顔で、診察室を出て行かれました。

私は、診察が終わり、一人になった時、「なるほど、乾いていたのは手足の皮膚ではなく、心のほうやったんや」「漢方は、カサカサに乾いてた心を癒したから、サトコさんは、あんなに感謝してくれたんや」と感じることができました。そして、この症例は、私の心に深く刻み込まれることになりました。

「乾いていたのは皮膚ではなく心だった」というのは、文学的表現で、科学的・医学的表現ではありませんが、レジリエンスを理解する上で、大きなヒントを与えてくれた症例なのです。なぜ、サトコさんは、漢方治療を通して、トラウマを克服することができたのか。次に心と体の関係を考えていきたいと思います。

4　現代医学での「心」と「体」

まず、現代医学での人体のとらえ方を振り返りながら、現代医学での心の位置づけをみていきましょう。

現代医学では「心」も体の一部分として診療科があるのですが、基本的に「心と体は別々」だと考えます。次の図７のように、心の領域と体の領域はそれぞれ独立していて、重なり合いません。私を含めて、多くの医療者は、体の生理機能や病気の成り立ちを理解して、それぞれ国家資格が得られています。基本的に、体の不調はそれぞれの専門医が、心の不調は精神科医や心療内科医が診るということになるのです。

同時に、現代医学では、臓器や器官、組織、細胞、たんぱく質や遺伝子など、体を細分化して扱うという話をしてきました。そこで分かってきたのが「神経伝達物質と精神状態の関連」です。神経伝達物質とは、シナプス間で情報を伝える役割を担う物質で、神経の末端から放出され、それを受け取る細胞を興奮させたり鎮静する働きがあります。

心の状態に関わる大切な神経伝達物質には、「ノルアドレナリン」「ドパミン（ドーパミン）」「セロトニン」の3種類があります（図8）。

「ノルアドレナリン」は緊張や集中、積極性をもたらしま

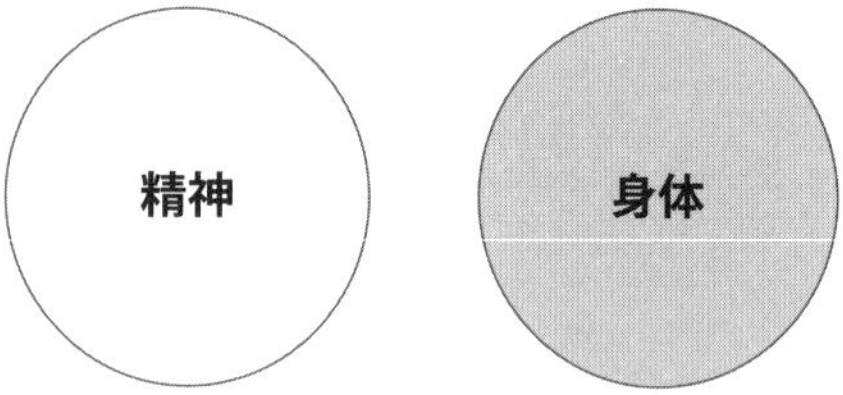

図7　現代の医学的アプローチ
現代の医学的アプローチでは、精神と肉体は分けて考えられてきた。

す。いわゆるピンチの時に放出される神経伝達物質で、俗にいう火事場の馬鹿力などと関わっています。「ドパミン」は、意欲や快楽、喜び、ストレス状態から解放されたときの達成感をもたらします。努力が報われて試験に合格した、大切な試合に勝った、大好きな人への告白が受け入れられた、そんなときにドパミンが放出されます。「セロトニン」は、必須アミノ酸であるトリプトファンから合成され、幸福感に関わるといわれます。気分を安定させて不安や恐怖を減らすなどの情動のコントロールと関わるといわれています[27]。ノルアドレナリン・ドパミン・セロトニン以外にも、現在では50種類以上の

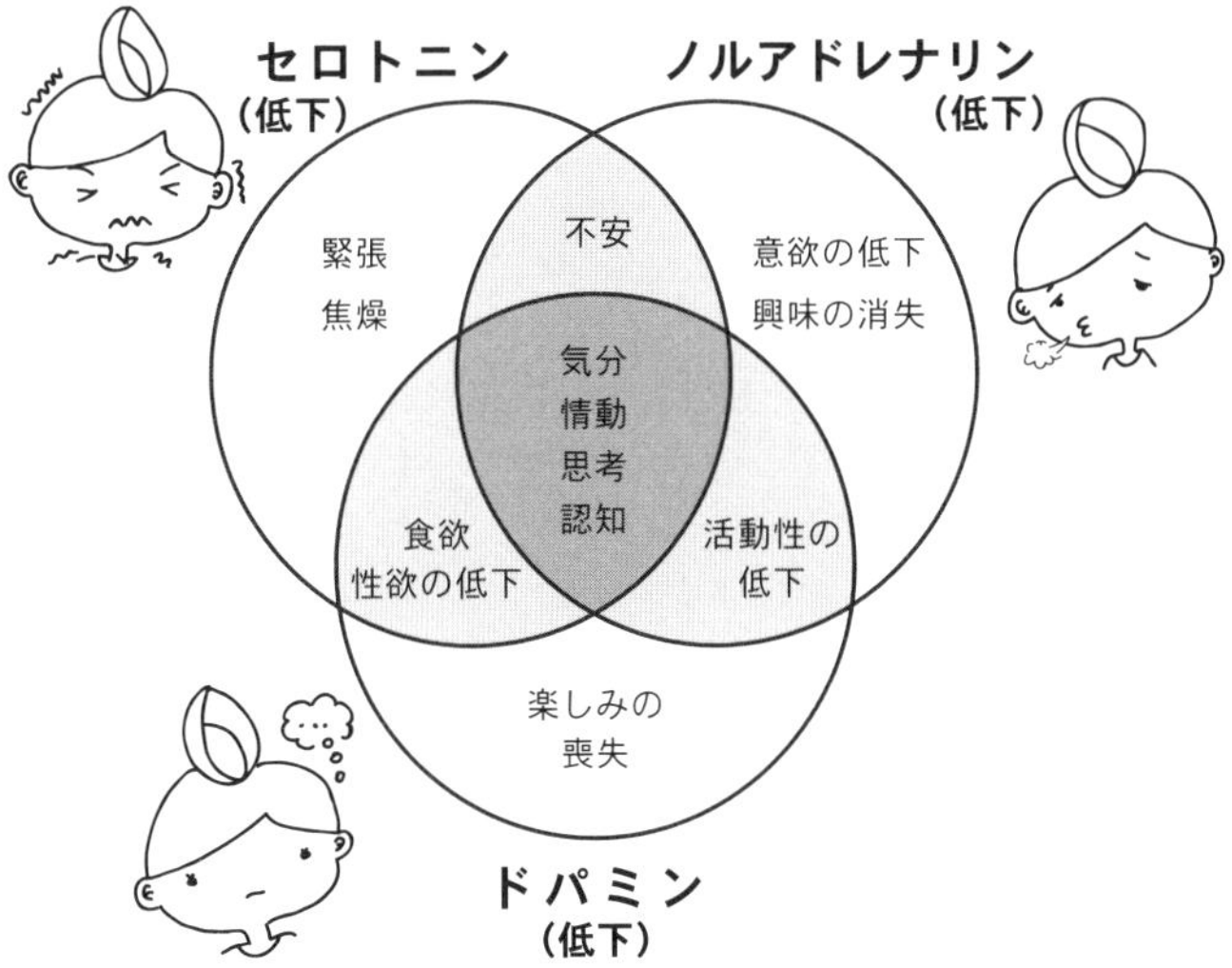

図８　神経伝達物質の低下と神経症状の関連

神経伝達物質が報告されています。すなわち、神経細胞間で多様な神経伝達物質がやりとりされることで、人間の複雑な「心」ができ上がっているのかもしれません。

１９８０年代、心の状態に関わる三つの神経伝達物質のなかでも、感情のコントロール役を担っているセロトニンに注目した「セロトニン仮説」というものが提案されました。ストレスやトラウマが原因でうつ状態になったとき、患者の脳内ではセロトニンが不足しているのではないかという仮説です。この説に基づき、脳内のセロトニンの量を増やす選択的セロトニン再取り込み阻害薬（ＳＳＲＩ）という種類の抗うつ剤が作られ、うつ病や強迫性障害などの精神疾患治療に使われるようになりました。現在、ＳＳＲＩはうつ病治療でもっとも多く使われている抗うつ剤です。

しかし、日本国内の気分障害（うつ病と双極性障害）の患者数は、１９９９年44・１万人から、２００８年１０４・１万人と増加の一途をたどっています。[28] 診断基準が変化したことや、うつ病の認知度が高まってきたこと、社会情勢が変化してきたことを踏まえても、ＳＳＲＩなど治療薬の進化にもかかわらず、うつ病患者は減少していません。セロトニン仮説については、研究者によっては異論もあるようですし、どうやら、心の問題はそんなに単純ではなさそうなのです。

では、そもそもストレスとは、何でしょうか？

5　ストレスの考え方は漢方に似ている

「ストレス（応力）」という言葉はもともと物理の分野で使われていた用語で、「外からの圧力で物体に歪みが生じた状態に対する抵抗力」を意味します。そして「外からの力＝歪ませる力」を「ストレッサー」と言います。

物理のストレスの考え方を医学に応用したのが、ハンス・セリエ（１９０７〜１９８２）です。セリエは、卵巣を摘出したラット（ドブネズミからつくられた実験動物）に、卵巣抽出物と胎盤抽出物を投与すると、副腎皮質の肥大、胸腺リンパ系の萎縮、胃と十二指腸の潰瘍が引き起こされることを見出しました。セリエは当初、新しいホルモンを見つけたと大喜びしたようですが、残念ながら結果は違っていました。ホルマリンなど、他の化学物質でも同様の反応が起こることが分かり、とてもがっかりしたそうです。しかし、逆転の発想で、この現象はさまざまな外部からの刺激による体の共通した反応ではないかと考え、１９３６年に「ストレス学説」を唱えました。つまり、ストレス学説は、もともとは外部からの刺激に対し、体が示す共通の反応を意味しています[29]。

ストレス学説では、ストレスの原因を「ストレッサー」、ストレッサーによって引き起こされる体の反応を「ストレス反応」と定義します。外部から何らかの刺激が体や心に加わると、その刺激に適応しようとして体や心はさまざまな反応をします。ゴムボールでたとえると、ゴムボールを指で押さえる力が「ストレッサー」、指で押されたゴムボールの状態が「ストレス反応」です（図9）。

この現象を医学的に解説すると、さまざまな刺激が視床下部に影響し、下垂体・副腎に伝わり、ストレスに抵抗するステロイドホルモンが分泌される状況を意味しています。

体や心であるゴムボールの形を歪ませる要因には、気温、騒音、光などの「物理ストレッサー」、化学物質、薬物などの「化学的ストレッサー」、炎症、感染といった「生物的ストレッサー」、人間関係、仕事・家庭の問題、緊張、不安など「心理・社会的ストレッサー」があります。

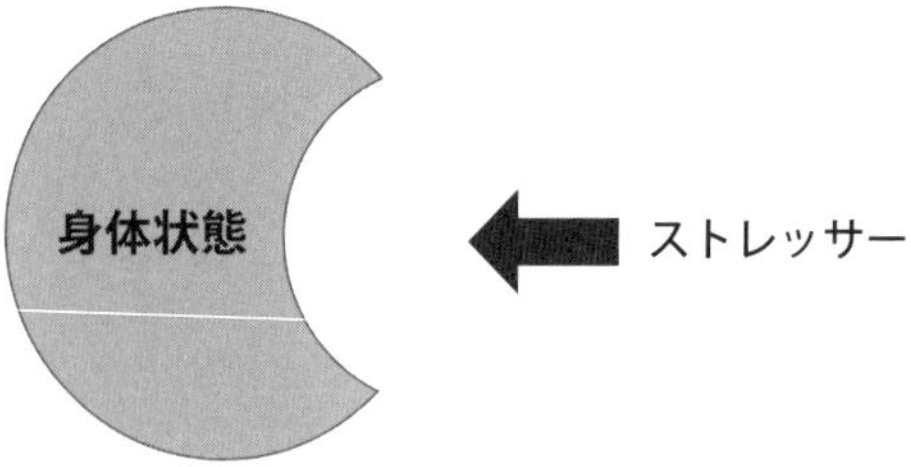

図9　ストレス学説に基づくストレス反応の模式図
さまざまな外的刺激をストレッサーと呼び、その刺激による身体変化をストレス反応という。

ストレス学説が有名になり、人間関係のトラブルや、無理な目標設定による緊張状態などを、一般的に「ストレス」と呼ぶようになりましたが、本来は、暑さ寒さの気温変化や自然災害、などもストレスなのです。実は、この辺りは、漢方の考え方と非常に似通っています。ストレッサーの力が体や心に加わった時、私たちは「ストレス反応」を起こします。もともと私たちには、外的環境の変化に対して、体を一定の状態を保つためのシステム「ホメオスタシス（生体恒常性）」が備わっています。自律神経や内分泌系、免疫系が作用し合うことで、気温が高くても、汗をかいて体温の上昇を抑え、血圧や心拍数が一定に保たれますし、細菌やウイルスなどの侵入は排除され、体内環境は維持されていきます。そうすることで徐々にストレス反応が緩和されていきます。

しかし、対処しきれない大きなストレスに長期間さらされると、ストレス反応が慢性化していきます。さらに、意欲が低下し元気がなくなり、続いてイライラや不安を感じるようになります。さらにこの状態が続くと、気分が落ち込み「うつ状態」へと進んでいきます。

ストレス反応は、メンタル面だけでなく体にも影響を与えます。たとえば、仕事で苦手なお客さんに会う予定がある日にお腹が痛くなる、心配事が気になりすぎて眠れない日が続く、力を発揮するべき場面で毎回トイレに行きたくなるなど。これらの症状は人間の心と体が密接につながっていることを示しているのです。

6　現代医学も心と体のつながりに気づき始めた

仕組みは分からないけれど、心と体の状態は関連があると、私たちはそう体感しています。現代医学では、「心と体は別々」だと考えているのに、どうしてこのような現象が起きるのでしょうか。

実は、現代医学も、心と体のつながりに気が付き始めているのです。心の風邪とも表現されるうつ病でも、実は、さまざまな身体症状がみられることが分かっています。めまい、疲労・倦怠感、耳鳴り、頭痛・頭重感、便秘・下痢、悪心・嘔吐、頻尿などです[30]。

また、心と体のつながりの点から、「脳腸相関」という見方が注目を集めています。「脳腸相関」とは、思考・感情・生命維持などの中心的な役割である脳と、本来、食べ物から栄養を取り出す役割の腸が、互いに影響を及ぼし合う関係であることを意味しています[31]。

その仕組みも、ある程度分かってきました。急な強いストレスがかかると、視床下部《ししょうかぶ》の室傍核《しつぼうかく》から副腎皮質刺

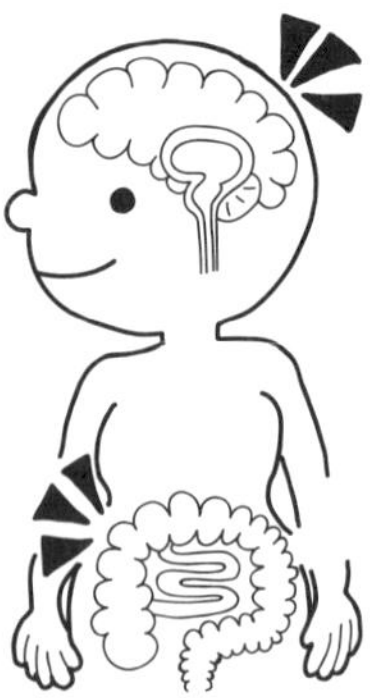

激ホルモン放出因子（ＣＲＦ）が放出され、副腎皮質刺激ホルモン（ＡＣＴＨ）が活性化されます。ＡＣＴＨは副腎からの糖質コルチコイド、いわゆるステロイドの分泌を促進します。同時に、ＣＲＦはＣＲＦタイプ2受容体や交感神経を介して、胃や十二指腸の運動を抑制すると考えられています。さらに、ＣＲＦはＣＲＦタイプ1受容体と副交感神経を介して大腸の運動の亢進を起こすと考えられています[32]（図10）。

これが、ストレスでお腹が痛くなったり、食欲が減ったりする原因なのです。

反対に、消化管の粘膜に刺激が加わると、この刺激は迷走神経を介して延髄孤束核《えんずいこそくがく》を介して視床、皮質へ伝えられると考えられています。すでに解説したように、六君子湯《りっくんしとう》は、胃の粘膜からのグレリン分泌を誘導し、迷走神経を介して、食欲中枢を刺激します。ストレスがかかると胃の動きが低下するのは説明した通りです。当然、グレリンの分泌も低下し、さらに食欲が低下することが予想されます。その他にも、消化管からは消化管ペプチドホルモンという物質が分泌されていることが分かってきています。

最近の研究では、腸内細菌叢とうつや、自閉症との確実な関連データが蓄積され始めています。脳腸相関の実態が明らかになる日も、近いかもしれません。

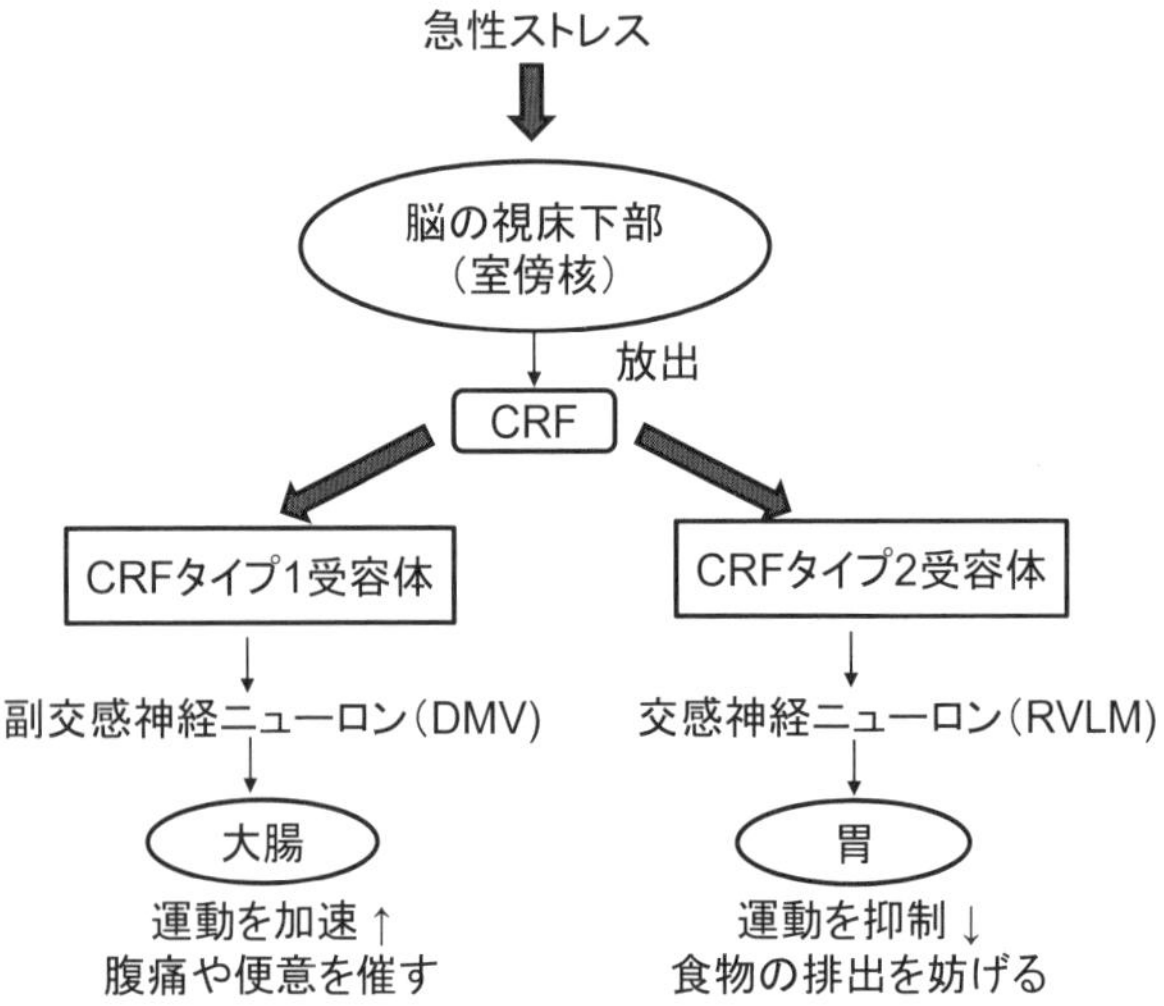

図10　急なストレスが胃腸に影響を起こす仕組み

急激なストレスにより脳から放出されるCRFが中枢神経系の「CRFタイプ1受容体」で受け取られることで交感神経が働きを強めると、胃の運動が抑制されて食欲が妨げられる。同様にCRFが「CRFタイプ2受容体」で受け取られることで副交感神経が働きを強めると、大腸が刺激されるため、腹痛や下痢などが引き起こされる。

7　心と体の関係を体現したラグビー日本代表の選手たち

２０１９年に日本で行われたラグビーワールドカップの熱狂は、まだ、その余韻が残っています。日本は、史上初のベスト8に躍進し、多くの人たちに感動を与えてくれました。そして、この日本の大躍進の足場になったのが、２０１５年にイングランドで行われたラグビーワールドカップでの、「史上最大の番狂わせ」といわれた、南アフリカ戦での勝利でしょう。

１９９５年、第3回ワールドカップ南アフリカ大会で日本はニュージーランドに17対１４５と大敗し、以後、日本のラグビー人気は陰りを見せました。私はラグビーが好きで、以前は高校ラグビーが行われる花園競技場に足を運んで観戦したものですが、以後は、日本はどんなにがんばっても、ラグビーでは世界に勝てない。そんな思いがよぎり、素直に日本のテストマッチを応援できなくなっていました。

そんな思いを吹き飛ばしてくれたのが、あの南アフリカ戦での勝利でした。そして、その時の五郎丸《ごろうまる》歩《あゆむ》選手の活躍を忘れることはできません。何度か、南アフリカに突き放されそうになりましたが、五郎丸選手はペナルティゴールを何度も決めて、食い下がり、最後の逆転トライが生まれました。

ラグビーは、数あるスポーツの中でも、最も過酷と言われています。後半になれば、一本のゴールキックやペナルティゴールの成功が勝敗を分けます。肉体的に最もきつく、試合の流れを大きく左右するプレッシャーのかかる場面です。そんなときに、五郎丸選手が落ち着いて、ルーティンである、いわゆる「五郎丸ポーズ」を行いながら、冷静にゴールを決める姿に注目が集まったのも当然でした。

このルーティンを五郎丸選手とともに作り上げた、メンタルコーチの荒木香織さんのブログによれば、効果としては大きく四つあるようです。(33)

1. 何度も動作を練習することにより、それに続くプレー(五郎丸選手の場合はキック)をスムーズに行うことができる。
2. 動作に集中することにより外的(歓声・相手の動き)および内的(不安・心配)な障害を取り除くことができる。
3. 動作を行うことによりストレスの軽減につながる。
4. 動作を通じて、それに続くプレーのリハーサルをするため、プレーの修正をすることができる（キックをミスしたら、次のキックの成功のため動作の途中で調整をする）。

当時の日本代表ラグビーコーチであるエディー・ジョーンズさんは、ジャパンウェイといって、日本人の長所を生かした、日本独自の戦い方を目指しました。「どうせ勝てない」というマイナス思考を捨て、日本人の勇気を発揮することを望んだようです。チームには、このワールドカップの数年前から、メンタル面強化のためにメンタルコーチとして荒木香織さんが加わったのです。フィジカル面の強化に加えて、ジャパンウェイを信じるメンタル面の強さが必要と考えていたようです[34]。

プレッシャーのかかる場面、どれほどの練習を積み重ねてきたとしても、ふと失敗が頭をよぎり不安や迷いのマイナス思考が生まれます。人間はこのように緊張を強いられる追い込まれた状況になると、呼吸が浅く早くなり心拍数が上がり心臓がドキドキします。そのような状態ではキックに集中することが難しくなり、体も心も不安定になるという悪循環に陥ります。技をどれだけ磨いていたとしても、心が崩れては、大切な場面で心技体のバランスが保てなくなるのです。

「リラックスして」「自信もって」「がんばれ」など、私たちも声がけをしますが、心を整えるために、体の動作を整えることが、効果のある方法だったのです。

この心と体の関係を体現したのがラグビーの五郎丸選手なのです。

8　漢方での人体のとらえ方

それでは、漢方での人体のとらえ方とともに見ていきましょう。

漢方医学では、図11のように「心と体はひとつ＝心身一如《いちにょ》」だと考えます。「心身一如」はもともと仏教で使われている言葉で、「肉体と精神は分けることができないひとつのものであり、ひとつのものの両面である」という意味になります。

興味深いのは、漢方の「五臓」の考え方です。五臓の考え方は、複雑系におけるネットワーク機構にあたるもので、臓器概念ではなく、システム概念になります。「肝」は内分泌・代謝系と自律神経系、「心」は循環器系と中枢神経系、「脾」は消化器系、「肺」は呼吸器系、「腎」は泌尿生殖器系と生命エネルギーとなります（図12）。興味深いのは、肉体面だけではなく、「五志」といって、「肝」は怒り、「心」は喜び、「脾」は物思いにふけること、「肺」は憂いや悲しみ、「腎」は恐れや驚きと関わると、すでに感情と紐《ひも》づけされているのです。

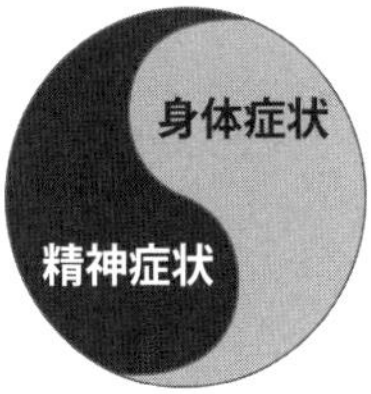

図11　漢方医学での人体のとらえ方

複雑系である生体（心と体）をひとつのシステムとして考えている。

肝	内分泌・代謝系＋自律神経系
心	循環器系＋中枢神経系
脾	消化器系
肺	呼吸器系
腎	泌尿生殖器系＋生命エネルギー

図12　漢方における五臓概念とは、臓器ではなくシステムと理解すると分かりやすい

この心身一如の考え方によると、心も体もひとつのものなので、心を整えたいときには、体から整える、また体を整えたいときには、心から整えることになります。

では最初に紹介した、手足のカサカサが治り息子さんの喪失から立ち直ったサトコさんの症例を、漢方医学の考え方から見てみましょう。

息子さんを失った強烈なトラウマ体験はサトコさんの心を、いわゆる大きく凹ませます。漢方的な表現をすれば、悲しみというより、大きな驚きと過酷な運命に対する怒りなのかもしれません。その結果、五臓概念での肝と腎の働きが損なわれたことになります。特に肝の働きが失調し、その凹みが体にも影響を与えて「皮膚のカサカサ」として症状が現れました。ちょっと難しい漢方の表現をすれば、肝の虚火《きょか》による上炎《じょうえん》を疏肝《そかん》、清熱瀉火《せいねつしゃか》したというところでしょうか。

現代医学からみると、図10のように強烈なトラウマ体験が視床下部に影響し、ＣＲＦなどのホルモンを介して下垂体・副腎に伝わり、長期にわたりステロイドホルモンが分泌され、結果、ホルモンバランスが崩れて皮膚の乾燥症状につながったということができます。皮膚は、乾燥に伴い本来のバリア機能を失い、軽度の炎症を伴い、心からの影響を受けて

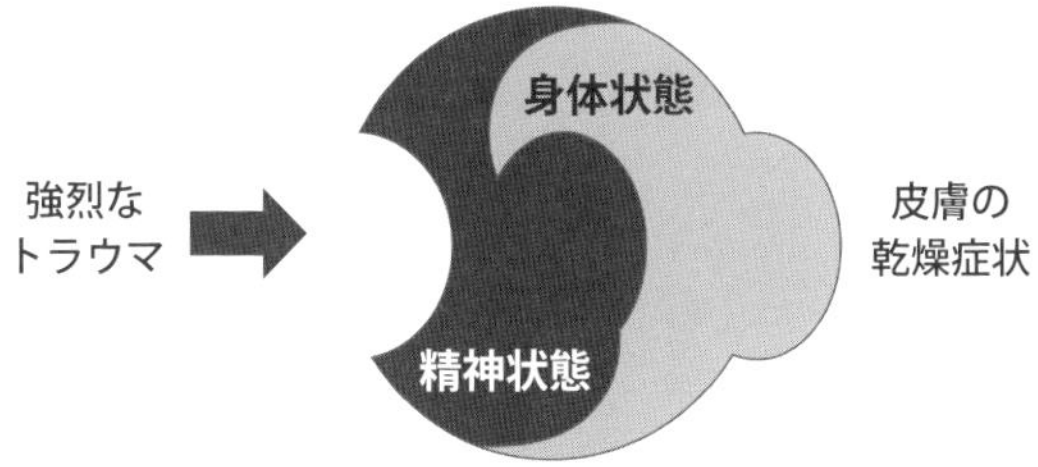

図13　サトコさんの症例を漢方医学的に考えると
強烈なトラウマにより精神的ストレスが身体状態に影響を与え、皮膚症状が出現している。

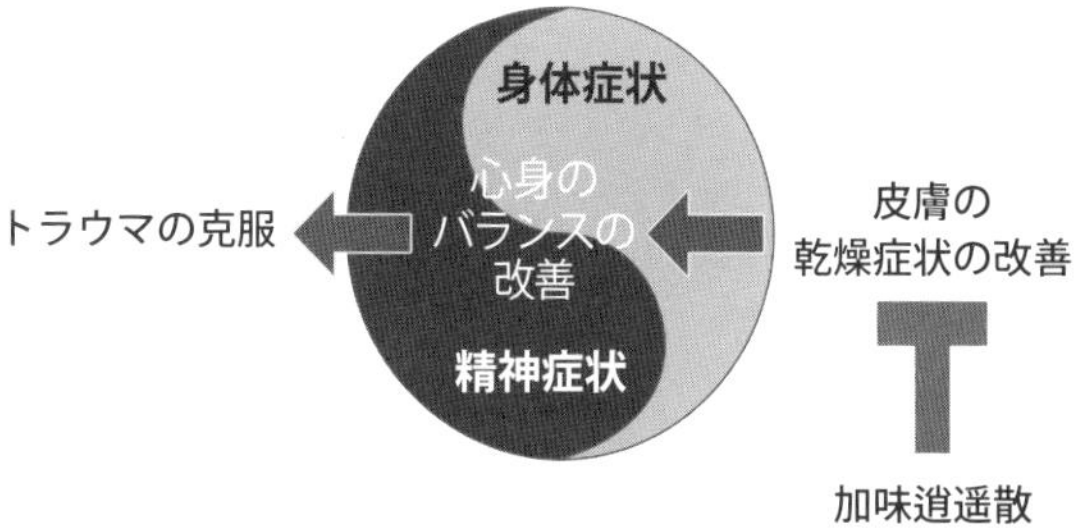

図14　サトコさんの治癒過程を漢方医学的に考えると
漢方により、皮膚症状と心身のバランスが改善し、トラウマの克服につながっている。

乾燥状態になっていったのです（図13）。

サトコさんに使用した加味逍遙散《かみしょうさん》は、ホルモンバランスを整える作用に加えて、軽度の炎症を改善する効果があるため、サトコさんの症状は、

①　加味逍遙散を服用。
②　ホルモンバランスが整う。
③　皮膚症状が改善する。
④　体が整うことで心のバランスも整う。
⑤　トラウマを克服できた。

という過程を経ていると説明することができます（図14）。

「心と体は別々」とする現代医学でサトコさんを治療するならば、皮膚症状はステロイド軟膏で、トラウマ体験の方は抗うつ薬・抗不安薬を使って治療することになるでしょうか。皮膚症状とトラウマ体験はつながっているにもかかわらず、心だけ体だけの一方的なアプローチでは、生体のシステムはうまく改善されない場合も多く、さらに強いステロイド軟膏を使用する、抗うつ薬を増量、追加しよう、となってしまった可能性もあります。

漢方医学が、心と体のバランスが崩れている点にアプローチしていく考え方は非常に有効で、結果的に使う薬も少なくてすみ、患者への負担も少なくすむのです。現代医学が進歩した今だからこそ、「心と体はひとつ」という見方は注目されるべきだと思っています。

9　レジリエンスを誘導する条件 ――マインドセットとチャレンジ反応の利用

では、強いストレスを受けた後、ＰＴＳＤになる人と日常生活に戻れる人の間にはどのような違いがあるのでしょうか。個人も組織も、何かにチャレンジしたり、業務を遂行したりする上で、すべてのリスクを排除し、一つの失敗もなく、つらい経験もすることなく全うすることはできません。そして、すべてのリスクを想定して準備しておくこともできません。両者の違いはストレスに対する心の在り方によるものと考えられています。同じストレスがかかったとしても、その受け止め方が違えば結果は違ったものになるのは、当然のことかもしれません。

では、レジリエンスを誘導するために必要な心の在り方とは、なんでしょうか？　アメリカでは、レジリエンスの研究が盛んです。『スタンフォードのストレスを力に変える教科書』という本を参考にすれば、人間がストレスを感じた時、それをうまく乗り越えるために必要なステップがあるようです。一つ目が、「マインドセット（心の持ち方）」、次に「チャレンジ反応」、そして、最後に「思いやり」。このステップを踏むとき、レジリエンスがうまく誘導される可能性が高まります(35)。

ひとつめの「マインドセット」は、まさに、ストレスを受け止めることです。普段、運動していない人に向かって急にオリンピックを目指せと言っても、実現不可能な目標に聞こえることでしょう。では、地域や会社のマラソン大会、それも10キロくらいの距離なら参加可能な気持ちになると思います。多くの場合、ストレスを感じるのは、求められているることや突き付けられた現実が、普段の自分とかけ離れている時に起こります。それを、受け止められるかどうか、それが、マインドセットになります。

先ほど、ラグビー日本代表のお話をしたのですが、元ヘッドコーチのエディさんの話を紹介しましょう。

「君たちは、これから世界のトップテンに入る！　そして、4年後のワールドカップには、必ず勝つ！」

しかし、選手たちは、白けた顔をしたまま、誰も同意してくれません。

このように日本人選手の、「自分たちは弱い」という思い込みは、非常に強固でした。私はまず、その意識を変えなければなりませんでした。日本人特有の強さとはなにかを彼らに知ってもらう必要があったのです[34]。

これが、エディさんの示したマインドセットなのです。

高すぎる目標や、難しすぎる課題、過酷な運命を受け止めていかなければ、次が始まっていかないのです。ただし、あまりに現実離れして、過酷すぎる場合は、もちろん、逃げるということも、賢い選択肢の一つかもしれませんが。

困難やストレスを受け止めたときに始まるのが、「チャレンジ反応」です。このチャレンジ反応は、地震や火災で逃げ出す時や、危険な場所から人を救い出す時など、「火事場の馬鹿力」と呼ばれるような、体中の力と意志力が集結する反応です。「チャレンジ反応」が起こると、精神的にも肉体的にも力が湧いてきます。自信が強まり、集中力が高まり、勇気が湧いて、最高のパフォーマンスを発揮できるのです。

そしてラグビー日本代表選手たちも、自主的に世界で一番過酷と言われる練習をこなしていったのです。フィジカル的に、ティア１と呼ばれるラグビー強豪国に当たり負けしないレベルまで到達しました。そして、２０１５年の南アフリカ戦では、試合最後にゴール前でペナルティを得たときに、ペナルティゴールで同点という選択肢がありました。主将のリーチ・マイケル選手は、「それでは、歴史は変わらない」として、勇気をもって、スクラムを選択したのです。これが、歴史的な勝利を呼び込む、逆転トライを生んだのです。

医療の現場でも、こうした、「マインドセット」と「チャレンジ反応」が組み合わさることが重要なポイントだと私は考えています。病気というストレスに対して医療者が、いくら、いろいろ治療の選択肢を提示しても、患者さんが治りたいと思わないと、何も始まらないのです。どんなに効果のある薬や治療も、患者自身の「治ろうとする力」がないと効果がありません。

医療者が患者に寄り添い、患者は恐怖を感じることなく、病気と向きあうと、「チャレンジ反応」が起きて、患者の中には「治ろうとする力」が湧いてきます。薬や治療は「治ろうとする力」を、最大限に発揮させるための手段なのです。私たちの体には「チャレンジ反応」を起こす機能が備わっています。大切なものを守るため、体は私たちを助けてくれるのです。

10　レジリエンスを誘導する条件——いたわり合い

とはいえ、チャレンジ反応が毎回良い結果をもたらしてくれるわけではありません。あんなに、つらい練習を乗り越えたのに負けてしまったり、毎日、夜遅くまで残業したのに評価されなかったり、つらい治療を我慢して受けたのに、時に病気は悪化してしまいます。実は、そんなことはみなさんも経験していることではないでしょうか。「あーあ、せっかく頑張ったのに」なんてことは、日常茶飯事です。でも、その時に大切なことが「思いやり・いたわり合う心」なのです。

「思いやり・いたわり合う心」なんて書くと、きれいごとに見えるかもしれません。しかし、気持ちが落ちこんだときに、手を差し伸べられると、いつもより相手の手を温かく感じるものなのです。

ちょっと頑張ったから、うまくいくほど、世の中は甘くありません。何度も失敗するうちに、徐々にスキルが向上し、コツをつかみ、うまくいくためのポイントが見えてきます。でも、その作業には、終わりがありません。10回目でうまくいかなくても、11回目でうまくいくかもしれません。ドラマなら、そろそろ最終回が近いから、うまくいくだろうと期待しながら見ることができますが、現実の社会では、なんの保証もありません。
先ほどの元ヘッドコーチのエディさんも、次のように話しています。

「私たちは失敗から学ぶのです。人生もそういうものです。日本の練習で一番間違っているのが、ミスをしないように練習をすることです。〝ノーミス、ノーミス〟と叫んでいますが、ミスするから上達するのです[36]」

もうダメかもしれない、そんな時に立ち上がる力をくれるのが、いたわり合う心なのです。すると、自分のためだけに頑張っていた心理状態から、自分を支える周囲の人たちの願いや気持ちに気づきはじめ、理解する力が強まります。こうして、大切な人たちへの信頼が深まり、相手の役に立ちたいという思いが深まります。レジリエンスが誘導され、大切なものを守るため勇敢になり、想像以上の力が発揮されるのです。

11　ドラえもんにも描かれているレジリエンスの物語

「いたわりあい」が大切だという話をする時、私がいつも引用しているものが『ドラえもん』（小学館てんとう虫コミックス）第6巻の中の、「さようなら、ドラえもん」の回です[37]。藤子・F・不二雄先生のメッセージがこめられた回で、私も、子どもの時から、何度も何度も読みかえした、大好きなお話しです。

ドラえもんが未来に帰らなければいけないことを知ったその夜、ドラえもんとのび太くんは散歩に出かけます。涙を見せまいとドラえもんと途中で別れたのび太くんは、寝ぼけてフラフラ歩いていたジャイアンと、偶然出会ってしまいます。恥ずかしい姿を見られたジャイアンは、のび太くんをやっつけようとします。

いつもののび太くんならば、ジャイアンに負けるとドラえもんに「ドラえもーん」と泣きつき、ひみつ道具を出してもらいピンチを切り抜けます。しかし、ドラえもんがいなくなることを知っているのび太くんは、この時初めて一人でジャイアンに立ち向かいます。まさに、のび太くんのいじめられっ子のマインドセットが変化したのです。

何度倒されても「ぼくだけの力で、きみにかたないと……。ドラえもんが安心して……、帰れないんだ！」と必死でジャイアンにつかみかかります。逃げるばかりだったのび太くんの中では恐怖が消え勇気が湧き、ジャイアンに立ち向かうことができたのです。何度倒してもつかみかかってくるのび太くんに根負けし、最後にはジャイアンに「おれのまけだ」と言わせます。このシーンは、のび太くんにとっての最大のストレスであるジャイアンに立ち向かい、のび太くんがチャレンジ反応を発揮したことを描いています。

ぼろぼろになったのび太くんは駆け付けたドラえもんに抱きかかえられながら、「見たろ、ドラえもん。かったんだよ。ぼくひとりで。もう安心して帰れるだろ、ドラえもん」とドラえもんに伝えます。初めて自分の力で戦ったのび太くんを支えながら、涙を流すドラえもん。ふたりの姿は、まさに「いたわり合い」を表しています。

『ドラえもん』では、のび太くんのピンチを助けるために、毎回バラエティー豊かなひみつ道具が登場します。私も子ども心に憧れたものです。しかし、この回では、のび太くんのピンチに、ドラえもんのひみつ道具は使われません。ドラえもんは、自分の助けがなくてもジャイアンに立ち向かえるまでに成長したのび太くんを見守るだけなのです。ジャイアンという困難を克服したのはのび太くん自身の力で、のび太くんが力を発揮できるように関係性を作ってきたのがドラえもんです。二人の間にいたわりあいの気持ちがあったからこそ、のび太くんは力を発揮できたのです。大人になった今だからこそ、藤子・F・不二雄先生の子どもたちへの温かなまなざしを感じずにはいられません。

余談ですが、当時、ドラえもんは、最初のテレビ放送が終了してしまったので、雑誌連載が終了する可能性があったそうです。藤子・F・不二雄先生は、最高傑作のはずなのに、なんで人気が出ないのだろうと、少し落ち込んでおられたそうです。そこで、当時の関係者は、思い切って単行本を6巻一度に出版する作戦を取りました。すると、その面白さが気づかれていなかっただけだったのか、単行本は驚くほどに売れて、人気は沸騰し、改めてアニメ化され、現在に至るのです。このエピソードがなければ、後の国民的マンガ、ドラえもんは、誕生してなかったのかもしれません。まさに、マンガだけでなく、現実の世界にもレジリエンスが起こったのです(38)。

そして、この話には医療者にとっての「あるべき姿」が示されています。医師と患者は、ドラえもんとのび太くんの関係に置き換えられるでしょう。薬や治療などのひみつ道具をたくさん出したとしても、最後には患者自らの力で立ち向かう必要があります。力を十分に発揮するために、医師と患者は互いに「いたわり合い」の気持ちを持つ関係性を作ることが大切なのです。

12　レジリエンスの誘導に関わるオキシトシン

こうして私たちはストレスと向き合い、その結果から繰り返し学ぶことを通してストレスに対処する力、レジリエンスを高めていくことができます。ストレスと向き合うことは、大切なものを守ること、一歩目標に近づくことでもあります。ストレスは私たちを成長させてくれる、有益な面も持っているのです。

ストレスを感じる状況になった時、「ストレスは役に立つ」と考えることでストレスを力に変えることができるのです。価値観や信念を変更することは、それ自体は小さなことであっても、その影響は雪だるま式に大きくなっていき、長期にわたります。

では、レジリエンスを誘導する医学的背景とは、何でしょうか？

その一つが、近年、注目されているオキシトシンになります。オキシトシンは、母乳の分泌に関わるホルモンとして同定されましたが、その後の研究で、オキシトシンは「神経ホルモン」、「神経伝達物質」、「神経調節物質」などとして中枢神経や末梢神経に幅広い働きかけをしていることが明らかになりました[32]。

先ほどまで、話題にしていたストレスも、視床下部・下垂体系が活性化し、ステロイドホルモンが分泌することを説明しました。新しい環境でも、しばらくすると、ヒトは慣れていきます。それは、慢性の同一ストレスであれば、視床下部にある室傍核《しっぽうかく》の神経細胞から、オキシトシンが分泌され、ＧＡＢＡ受容体を介してストレスで誘発されるＣＲＦの分泌を間接的に阻害することが、ラットの実験ですが明らかになっています。つまりＣＲＦ

の分泌が抑制されると、最終的にストレスに抵抗しようとするステロイドの分泌が抑制され、ストレスに慣れていくことになります。

その他にも、オキシトシンが、他者への共感性や、愛情の生育に関与するといわれ、愛情ホルモンとして注目されています。飼い主と犬の関係を調べたところ、ヒトと犬の間には、オキシトシンによる正のループが存在し、対照としたオオカミとの間には、存在しないことが分かっています。

ただし、オキシトシンは、万能ではありません。慢性異種ストレスといって、二つの異なるストレスをラットに与えた場合は、ラットにおけるオキシトシンの誘導が不十分であることが報告されています。これは、何となく理解しやすい結果です。就職や進学で、見知らぬ土地に行ったとき、さらに、新しい学校や職場の人間関係でうまくいかなくなると、二重のストレスで気持ちが沈んでしまうことは、日常よく聞くことです。

また、オキシトシンを点鼻薬でヒトに点鼻しても、必ずしも期待されたほどの効果ではなかったとのメタ解析（さまざまな論文をまとめて解析する方法）の報告があります。

そういった中、期待されるのは、自分が本来持っているオキシトシンを誘導してあげることです。ラットに、ヒトの「足の三里《さんり》」といわれるツボに相当する箇所に鍼刺激を与えると、「慢性異種ストレス」を与えた状態でも、室傍核でのオキシトシン産生細胞の数を増加させることが報告されています[32]。

すでに紹介したように六君子湯《りっくんしとう》は、胃からのグレリンを誘導する作用があります。その他にも、私が研究している牛車腎気丸《ごしゃじんきがん》という漢方も、局所でのＴＮＦ-αの産生を抑制する作用があります。つまり漢方は、ホルモンやサイトカインの働きに影響することが分かってきていますので、現在のところ明らかにはされていませんが、漢方にもオキシトシンを誘導する作用が、当然、期待されます。また、漢方と鍼灸は、東洋医学においては車の両輪のような関係です。幕末から明治にかけて活躍した漢方の名医、浅田宗伯も慢性化した難治疾患の漢方治療における鍼灸の役割について言及しています。もしかしたら、漢方と鍼灸を組み合わせると、よりオキシトシンが誘導されるかもしれません。今後の研究が期待されます。

日常の生活では、もちろん、ドラえもんはいませんし、ドラマのように、都合よく助けてくれたり、応援してくれたりする人もいません。でも漢方は、声は出しませんが、あなたのレジリエンスを引き出してくれるのです。

漢方なるほどコラム④

貝原益軒『養生訓』とレジリエンスについて 1

『養生訓《ようじょうくん》』の作者、貝原益軒《かいばらえきけん》は、1630年、筑前国（現在の福岡県）黒田藩に生まれ、藩士として仕えましたが、一時、主君の怒りを買い、27歳まで浪人生活を送っています。その間、長崎に出向き、生活のために医学の修業を積んだようです。後に『養生訓』を記したときにはおそらく、この頃身に着けた知識が関係していると思われます。浪人生活の間の研鑽のおかげか、28歳のとき京都への遊学で、多くの学者と交流し、一気に名を高めたようです。益軒は、『大和本草《やまとほんぞう》』をまとめ出版するなど、博物学的知識と実証に優れ、幕末に来日したシーボルトは、益軒のことを、「日本のアリストテレス」と呼んでいます。その他にも、儒学、歴史学、地理学など幅広い学問を身に付けた当時の一流の知識人でした。

益軒は幼少の頃から病弱であったことから、自らも日々養生に努めて生活を送り、当時としては、驚くほど長命な84歳で天寿を全うしています。晩年に、数多くの本を出版したのですが、その中でも、健康や長寿を保つための心がけを記した『養生訓』がその代表的な書物の一つと言われています。益軒は、39歳の時に、22歳も年下の奥さんをもらったのですが、一説には、その奥さんが病弱だったので、『養生訓』を記したという話もあります。また、益軒は、日頃から家族や、身近な人の体調がすぐれないときは、豊富な生薬知識と医学知識で、薬を調合していたようです。

『養生訓』は全部で8巻から構成され、日々の生活においても、細かなアドバイスが記されています。たとえば、飲食についても、米の炊き加減や副菜の数、材料の選び方、温度、分量、食べ方、食後の行動など、詳細な記載が次々に飛び出してきます。益軒は飲食を養生の大切な要素の一つであり、飲食に日々気を配ることが、健康維持の秘訣であると考えていました。この他にも、居室のしつらえや、歯や手足、髪など体の衛生管理、入浴の仕方など、暮らしにおける細かい点について指南しています。

益軒は、「養生の道は、病いにかからないときに慎むことである。病気になってから薬を使い、針や灸《きゅう》をもって病を攻めるのは養生の末である」「健康であるためには養生の道にしたがわなければならない。針や灸や薬をたのみとしてはならない」と、日頃から養生に努めて、病気を予防することが大切であることを繰り返し説いています[39]。

その中でも、「心は楽しみ、苦しめてはいけない。身体《からだ》は動かし、休ませ過ぎてはいけない。だいたい自分の体を可愛がり過ぎてはいけない[39]」と、益軒は、健康に過ごすためには日頃から心の保ち方と体を適度に鍛えることが大切だという教えを残してくれています。

漢方なるほどコラム⑤

貝原益軒『養生訓』とレジリエンスについて 2

益軒は、健康を維持するために、日々の暮らしのさまざまなことに目を配ると同時に、心の在り方を重視していました。益軒は「気」の考え方に触れながら、心のコントロールの重要性についても随所で言及しています。

「気は、ひとの身体に広くあまねくいきわたるようにしなければならない。胸の部分に集中してはいけない。怒り・悲しみ・憂い・思いがあれば、胸の部分に気が集まって滞《とどこお》ることになる。喜・怒・憂・思・悲・恐・驚の七情が過度になって、気が停滞するのは病気の起こる基《もとい》となるのである(39)」

益軒は、「病気」というのは、「気」を「病む」と書くように、「気」が正常に流れていないことに端を発するという考えのもと、養生のためには「気」のコントロールが必要不可欠である、と説いています。人間の持っている喜怒哀楽愛悪欲、というさまざまな感情が過ぎると、「気」が減ったり、滞ったりして、体にさまざまな症状を引き起こす原因となるため、日頃から心穏やかに気持ちを落ち着けて過ごすのが大切だということです。悩み事や考え事に心の中が支配されると、知らないうちに体まで蝕まれてしまうことがあります。そうした事態に陥るのを防ぐため、常に心の平穏に気を配り、考えすぎないことを心掛けるのが「養生」の大切な要素の一つです。

このような心の整え方に加えて、益軒は体との向き合い方、メンテナンスの仕方についても提言を残しています。

「毎日少しずつ身体を動かして運動するのがよい。同じ場所に長く坐っていてはいけない。（中略）こうして毎朝毎晩運動すれば、鍼《はり》・灸を使わないでも、飲食はすすみ気血の滞りがなくて病気にかからない(39)」

最近、座り過ぎがよくないという報告をよく目にしますが、益軒は、江戸時代にも同じように、日々の暮らしの中で体を適度に動かすことが大切であるという教えを述べています。体によい食事と安定した生活に気を配り、体を日々動かすこと。考えすぎることなく心穏やかに過ごすこと。それによって、結果的に体中に「気」が巡《めぐ》り、心の平穏が保たれて健康増進につながるという考え方です。

「心は身体の主人である。だから平静を保たなければならない。身体は心の下僕のようなものであるから、大いに労働させるべきである。心が平静であると、身体の主人である天君もまた豊かで、苦しみもなく楽しむことになる。身体を動かし労働すれば、飲食したものは停滞しないで、血気《けっき》の循環はよくなって病気とは無縁の存在となる(39)」

心と体を主従関係のようにとらえて、相互の良好な関係の在り方、築き方がとても分かりやすく表現されています。心と体は互いにつながっていて、日々の生活に気を配り、体をきちんと動かすことで気が滞りなく流れて心も健康になり、安定した心身を保つことができる。その土台があって初めて、レジリエンスが機能してくれるということを意味し、益軒の教えは、江戸時代の書でありながら、そのまま現代にも通用する教えだと思われます。

漢方なるほどコラム⑥

東洋医学と西洋医学という表現への疑問

漢方を説明するときに、よく「西洋医学では○○だが、東洋医学では、△△だ」などの表現をよく目にします。私は、いろいろ調べていくうちに、そもそも、この東洋と西洋という比較が、多くの誤解を生んでいると思うようになりました。きっかけは、伝統医学の国際学会にゲストスピーカーとして、トルコのイスタンブールに招待されたことでした。トルコの人たちの温かさに触れることができただけでなく、イスタンブールは、まさに東洋と西洋が交わる場所で、オスマントルコの皇帝たちが住んだトプカプ宮殿から、ボスポラス海峡を挟んで、アジアとヨーロッパが臨めました。イスタンブールは、シルクロードの西の端であることを感じただけではなく、古代、難波の宮として、多くの渡来人が訪れた、私の生まれた大阪が、シルクロードの東の端であることも実感しました。

いわゆる近代医学は、18~19世紀に成立しますが、そもそも、ヨーロッパの医学は、アラブの伝統医学であるユナニ医学に多大な影響を受けています。ユナニとは、ペルシア語でギリシャを意味しますので、そのまま訳せばギリシャ医学のことになりますが、実際は、ギリシャだけの医学ではありません。5世紀に西ローマ帝国が滅びた後、アラブ世界にローマの知識人が流入し、アラブ世界の発展に合わせて、世界のさまざまな医学知識が融合され、ユナニ医学が成立しています。10世紀から11世紀に活躍したアラビア世界最高の知識人の一人であるイブン・スィーナーが著した『医学典範』は、16～17世紀まで、ヨーロッパの医学の教科書の一つだったようです。ユナニ医学は、解剖学に欠点があり、近代医学は、解剖学・病理学・細菌学の発展によりドイツを中心に、花開きます。

文化には必ず交流があり、何らかの影響を受けながら変化していきます。長い間重んじられた『医学典範』を執筆したイブン・スィーナーも、中国文化の影響がある地域に育ち、ギリシャ哲学などの影響を受けていると言われています。漢方という日本に残る伝統医学も、シルクロードを介し、東西交流から生まれています。漢方と、インドのアユルヴェーダ、中国医学、アラブのユナニ医学などシルクロードが育んだ伝統医学との共通性を考えるとともに、それぞれの地域の独自性が、なぜ生まれて、現代でも大切に継承されてきたのか、改めて考え直していく必要があると思います。

第3章

レジリエンスを利用した漢方治療

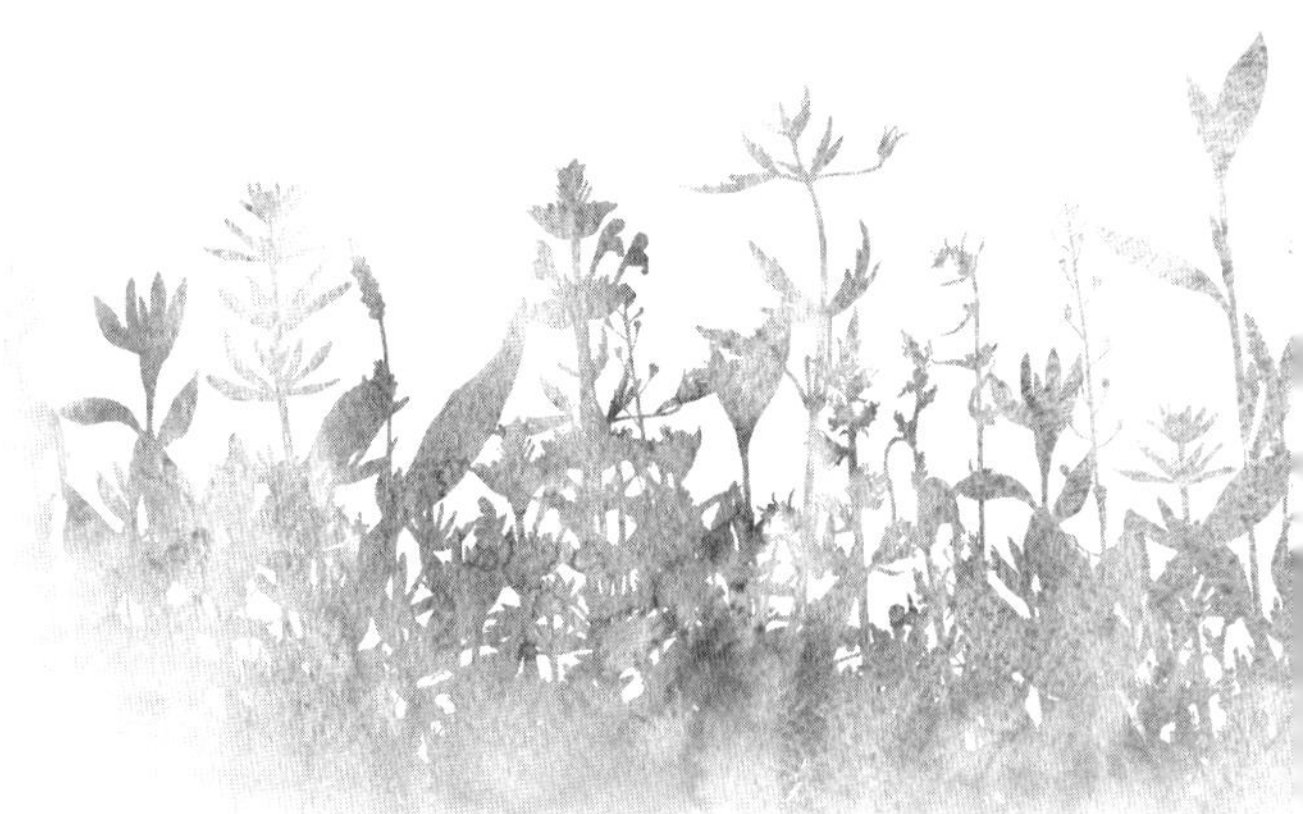

1　レジリエンスを誘導する漢方的診察とは？

では、漢方では、どうやって、レジリエンスを踏まえて、治療していくのでしょうか。まさに、その診察方法に秘密があるのです。

漢方では「望診《ぼうしん》・聞診《ぶんしん》・問診《もんしん》・切診《せっしん》」の診察で患者を観察し、得られた情報を統合、分析して「証《しょう》」を立てます。「見る」「聞く」「触る」という、とても基本的で、精密なスキルを通して生体システムの関係性を把握する作業とも言えます。

患者さんの第一印象というのは、漢方の診察ではとても重要なものです。一つ目の「望診」では、医療者は視覚を使い、患者さんの顔色や精神状態、皮膚の状態、動作などを診察します。舌の状態や排せつ物の診察をすることも望診に含まれます。ただし、見ることに限定してしまうと、望診の過程を限定しているようにも思います。むしろ、視覚を中心に感じ

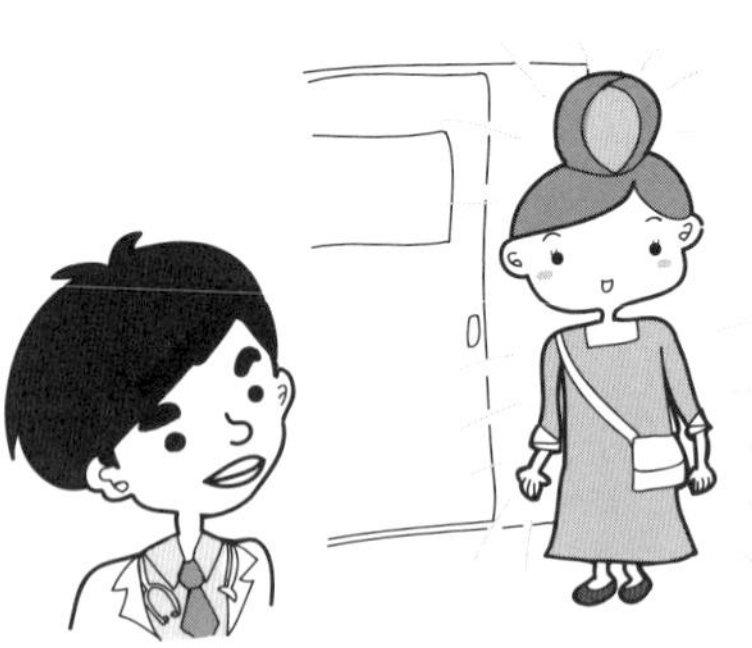

るというのが適切な表現かもしれません。不安そうだな、何か不満があるのかなど、ここで、何となく感じるだけで、すべての診察過程が異なってきます。

「聞診」では、聴覚や嗅覚を使い、患者さんの声や咳、においなどを診察します。特ににおいは、重要です。この人は、お酒を飲む人だな、タバコを吸ってきたななど、診察の際に感じるだけで、問診も変わってきます。「問診」は、既往歴などを、基本的な情報の取得は、通常の診察と同じですが、望診や聞診で感じたことをベースに、この患者さんは、気虚か血虚かなど、想定しながら、患者さんとの対話によって、自覚症状や経過を聞き出していきます。

「切診」は、患者さんの身体に直接触れて、腹診や脈診など、身体の状態を診察します。

腹診や脈診に関しては、興味のある方は、是非、多くの漢方の教科書を参照してください。最初の頃は、形通り、診察していくのですが、ある程度慣れてくると、望診、聞診、問

診という過程で、ある程度、腹診や脈診で得られる所見が想定されてきます。ときどき、望診や問診で感じた印象と腹診や脈診などの所見が異なることがあります。その際には、何か隠れていることが、しばしばあります。これら四つの診断の優先順位は、「①望診、②聞診、③問診、④切診」とされており、患者さんの全体を観察することが大切だということを原則としているのです。

　患者は診察室ですべての情報を医療者に伝えていないという、医療者にとっては衝撃的な調査結果があります。アメリカで2015年に行われたオンライン調査の結果、60〜80パーセントの人が健康上重要な情報の提供に協力的ではないと判明しました。[40] 情報を提供しない理由として、禁止薬物やタバコなどの好ましくない行動を知られたくない、医師に怒られたくない、恥ずかしいなどの理由が挙げられています。他にも、患者自身が関係ないと思っているために過去の病歴を話さない、そもそも症状とは関係ないことは話さないという場合もあります。先に紹介したサトコさんの症例のように、手足のカサカサと息子さんの喪失体験が関係あるとは、まさか患者自身も思ってもいない

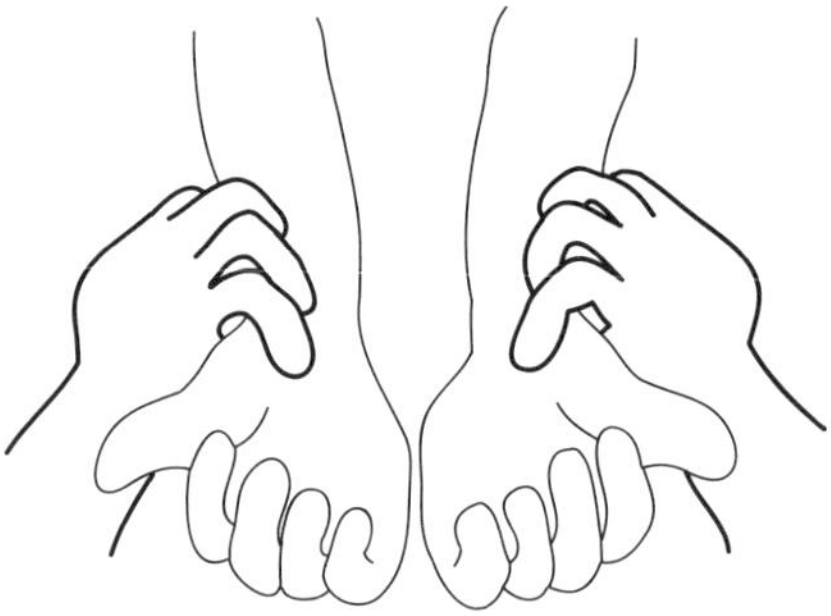

のです。

漢方的診察は、一見、時代遅れかもしれませんが、患者さんのもつ深層の情報をあぶりだしていく力もあるのです。

2　そもそも漢方はレジリエンスを重視している

それでは、レジリエンスと漢方の関係ですが、私が勝手に言ってることでは、と思われる方もいると思います。しかし、そうではありません。

漢方の三大古典の一つ、『黄帝内経素問《こうていだいけいそもん》』の経脈別論篇にこんな記載があります。[41]

「黄帝《こうてい》問《と》うて曰《いわ》く
人之居処《ひとのきょしょ》、動静《どうせい》、勇怯《ゆうきょう》、脈《みゃく》も亦之《またこれ》が為《ため》に変《へん》するか」
「岐伯《きはく》対えて曰く、
凡《およ》そ人之驚恐恚労動静《ひとのきょうくけいろうどうせい》は、皆変を為《な》す也《なり》。（中略）
是之時《このとき》に当たって、勇者は気行きて則《すなわ》ち已《や》む。怯者《きょうしゃ》は則ち着して病と為る也」
「故《ゆえ》に曰く、病を診する之道は、人の勇怯、骨肉《こつにく》と皮膚とを観て、能《よ》く其《そ》の情を知り、以て診法と為す也」


（訳）

黄帝《こうてい》が質問しました。

「人間の生活環境や行動の仕方、また勇敢か臆病かという性格によって、脈の打ち方などは変化するのでしょうか」

岐伯《きはく》が答えました。

「驚いたり、恐ろしい思いをしたり、怒ったり。激しい労働や日常生活は、すべて皆、人の生理機能に影響を与えます。（途中略）

五臓が傷つくようなことがあっても、気持ちが勇敢なものは、気が巡って、回復していきます。一方、気持ちが臆病なものは、さまざまな障害が除かれず、病気となってしまうのです」

「ですから、病気を診察する時には、人が勇敢なのか臆病なのか、その性質を見極め、骨肉皮膚などの肉体的な面をよく観察し、患者の状況をよく理解することが、診察の方法なのです」

学書です。

『黄帝内経』は、伝説の五帝の黄帝が、名医伎伯に、人の病について尋ねる問答形式の医学書です。

いわゆる五臓の考え方や、陰陽虚実《いんようきょじつ》、一般にツボといわれる経絡《けいらく》・経穴《けいけつ》の話など、漢方の基本的な考えが示されている重要書物ですが、そこに、レジリエンスにあたる記載がすでに認められているのです。ヒトの心理や無意識が注目されるようになったのは、フロイトらの登場による19世紀終わりから20世紀にかけてです。そう考えると、漢方医学は、奥深いものだなと感じます。

そして、レジリエンスと身体の状態を踏まえて、患者の状態をよく理解することが、診察であるとの記載がすでに認められているのです。

3　では、どうやって漢方は診断しているのか

「証《しょう》」は病気の状態を表すもので、これに基づいて治療方針が決められます。異なる病気でも、証が同じであれば、使う漢方薬は同じで、同じ病気でも証が異なれば治療は異なります。これを異病同治、同病異治と呼びます。同じ風邪の症状でも、汗が出ているのか、熱は出ているか、寒気はあるかなど、その人の状態によって治療は変わっていくのです。

目に見えない「気」は、体の中でうまく働いている時には意識されません。普段、私たちが空気に含まれている酸素の存在を意識しないのと同じです。しかし高い山に登ると息が切れて酸素の存在を意識するようになります。同じく、「気」は、その働きに問題が生じたときに初めて意識されます。気の働きが足りなくなる「気虚《ききょ》」になったり、本来流れているはずの気が滞っている「気滞《きたい》」になったり、気の流れが逆流している「気逆《きぎゃく》」になったりして、初めて「気」を意識するようなります。

では、「気虚」だと診断する時、それは医師の直観なのでしょうか。それはまったく違います。実際に、どのように診断しているのでしょうか？　ここでは、気虚と、気虚の代表的処方、補中益気湯《ほちゅうえっきとう》を例にして解説したいと思います。

たとえば、津田玄仙《つだげんせん》はその著書『療治経験筆記』の中で、補中益気湯を用いる八つの目標、いわゆる口訣《くけつ》を記載しています。

「①手足がだるい」、「②声に力がなく小さい」、「③目に力がない」、「④口の中に白い沫状のものが生じる」、「⑤食べ物の味がしなくなる」、「⑥熱い飲食物を好むようになる」、「⑦腹診でお臍《へそ》の周辺に脈動を触れる」、「⑧脈がぱっと広がり、沈めると力がない」の八つです。

では、このうち、症状が三つあれば、正解なのでしょうか？　最後の漢方医と言われた浅田宗伯によれば、一つか二つあれば十分、補中益気湯を用いてよいと記載しています。むしろ、「補中」、つまり中焦《ちゅうしょう》を補う、要は消化器系を助けるという意味や、「益気」、気を補う働きだとかの単語に引きずられないようにと注意しています。

次に重要になるのが「重み付け」と「症状の組み合わせ」です。先ほどの補中益気湯の口訣のように、すべての特徴を満たしていなくても、どの症状を重要とみるかで治療方針は変わってきます。津田玄仙は、この八つの症状の中で、「この手足倦怠《けんたい》は本方の運用第一の目的とすべきもので、肝要中の肝要である」と記載しています。つまり、八つの症状を等しく横に並べて、一つの症状で12・5パーセントずつ、合わせて100パーセントの処方効果を示す確率が上がるわけではありません。高い確率で処方効果を予測させる症状があるのです。そして、重要な症状と、他の症状が組み合わさったとき、処方が有効性を示す確率が跳ね上がるのです。

「気虚《ききょ》」とは、「目に力がない」、「手足がだるい」など、一つ一つの具体的な症状を示すものではありません。「気虚」を特徴づける複数の症状が組み合わさった時にはじめて「気虚」という概念が浮かび上がってくるのです。これが漢方の診断の仕組みなのです。古典医学書が書かれた時代の人々は、「気虚」という概念を中心に据えることで、互いに関係のない「目に力がない」「手足がだるい」などの症状をひとつにまとめてとらえたのです。特徴的な症状が組み合わさった時、「気虚」、「気鬱《きうつ》」、「気逆《きぎゃく》」、「血虚《けっきょ》」、「瘀血《おけつ》」、「水滞《すいたい》」という体の状態を表す名前が浮かび上がり、次の段階でそれに対する治療を選択することになります。

そして、診断と治療を繰り返すうちに、患者さんを見たときに、なんとなく、気虚っぽいな、血虚かなという風に思い浮かぶようになり、治療薬の選択も早くなっていくのです。ただし、漢方の治療は、ともすると、「①診察して」、「②重要な所見や症状を選択し」、「③それらを組み合わせて」、「④重要なものに重み付けをして」、「⑤漢方的診断を行い」、「⑥漢方薬を処方する」という過程のうち、②から⑤が省かれて、「①診察して」、「⑥漢方薬を処方する」という二段階で行われるケースも散見されます。これでは現代医学の「熱には解熱剤」と同じことになってしまいます。漢方の診察は、プロセスが重要なのです。

4　漢方とレジリエンス①　突然の不幸

次に、漢方の働きとレジリエンスの働き。この二つの働きを踏まえて、漢方をきっかけにレジリエンスが働き、回復につながった症例を紹介していきます。

最初に紹介する症例では、ある日、突然に患者さんに不幸が起こります。漢方が、その「トラウマの克服」に効果を現したものです。「身体と心はひとつ」という生体システムの把握があったからこそ、回復につながった症例でもあります。

　患者さんは、60代の女性、ヨウコさん（仮名）。もともと、膠原病《こうげんびょう》があり、私の外来に通っていました。偶然、脳腫瘍が見つかり、脳外科手術が無事成功した後から、ヨウコさんは毎回、ご主人と一緒に、外来に来られるようになりました。ご主人は心からヨウコさんを心配し、分からないことは私に質問もしてこられました。ヨウコさんも、ご主人をとても頼りにして、信頼されていました。そんな様子を見ていると、おしどり夫婦ぶりがうらやましくなるほどでした。

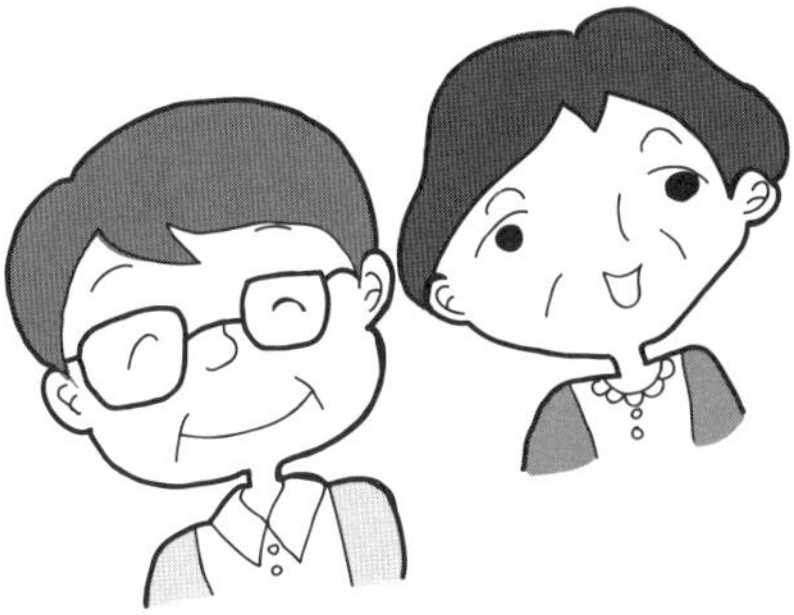

　ところが、驚いたことに、ある日突然ご主人が亡くなってしまいました。実は、日常診療でこのようなことは、よくあることなのです。病気の奥さんではなく、付き添ってきていた元気なご主人が突然亡くなることがあります。私もこれまでなんどか経験していましたが、このときは、私もいつもよりショックでした。お二人が、いたわり合いながら仲良

さそうにされている姿は、バタバタとした診療の日々のなかで、ほっこりさせてくれるものでしたので、とても残念でした。

ご主人の死後、ヨウコさんは一人で私の診察室を訪れるようになりました。もちろん、ヨウコさんの深い悲しみは、簡単に癒されるものではありません。ヨウコさんは、最初は平静を保っているのですが、そのうち、今ここにいないご主人を思い出し、徐々に目に涙があふれ、声を出して泣くのです。正直なところ、私も、もらい泣きしそうになるのですが、仕事ですのでそうはいきません。

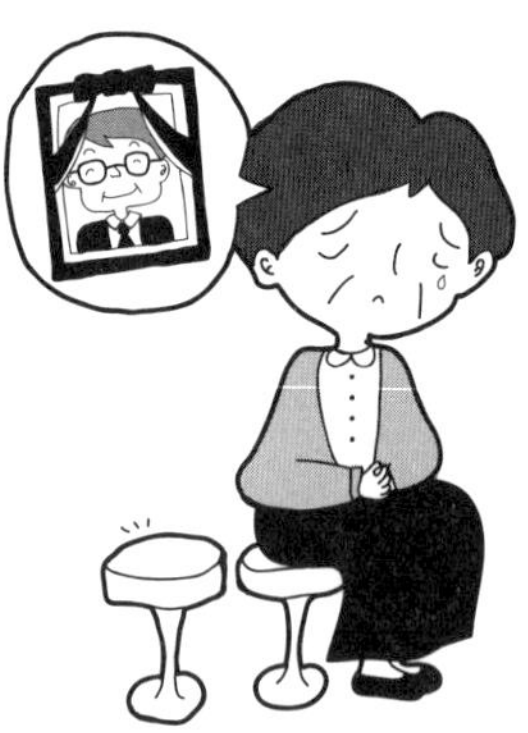

ヨウコさんはすっかり落ち込み、夜も眠れなくなっていました。眠れない夜に、ご主人のことを思い出し涙が止まらなくなり、さらに眠れない夜が続きます。このままでは、いけないと思い、「抑肝散《よくかんさん》」という漢方薬を処方しました。

抑肝散（よくかんさん）

日本では、認知症にともなう暴力や暴言、夜間せん妄などの周辺症状（BPSD）に効果があることが報告され、治療効果のエビデンスも蓄積されている優等生の処方です。しかし、もともとは、子どもの疳《かん》の虫《むし》といって、情緒不安定になり、嘔吐などがみられるときに、母子ともに内服する処方として考えられました。大人の半身不随に使用したのは、江戸時代の名医、和田東郭《わだとうかく》で、日本で初めて大人への応用が始まりました。患者の隠れた怒りが、処方の根拠の一つになります。私は、仕事のイライラなどでの不眠症の患者さんに、寝る前に飲んでもらって、よい手ごたえを得ています。

「抑肝散」をヨウコさんに処方したところ、気持ちが落ち着き、よく眠れるようになりました。抑肝散は、隠れた怒りがあるときによく効きます。ご主人が予想外に人生の結末を迎えられたことで、ヨウコさんの中では、十分なことができなかった自分自身への怒りが隠れていたのかもしれません。

ヨウコさんは不眠に悩む日々からは解放されましたが、ご主人を失った喪失感を克服することまでは叶いませんでした。長年一緒に暮らした家のあちこちで、そして私と二人きりの診察室の中で、ご主人はもういないのだということを実感し、涙が止まらないのだと繰り返し訴えます。それにともなって体調も不安定な毎日が続いていました。

あふれ出るこの悲しみを何とか癒すことはできないかと、私はヨウコさんの話に耳を傾けながら、ヒントを探しました。ヨウコさんは、寂しい思いを何度も話しながらも、このままでは主人に申し訳ないと、よく話していました。つまり、何とかこの状況から抜け出して、新たに歩き始めたい、といった前向きな気持ちがあることを、私に感じさせてくれたのです。

ヨウコさんの中に芽生えつつある、「前を向こう・立ち直ろう」というレジリエンスの息吹を感じた私は、その力を引き出そうと「甘麦大棗湯《かんばくたいそうとう》」を処方してみることにしました。

甘麦大棗湯（かんばくたいそうとう）

女性が悲しみ泣きだそうとしている時に効果があるとされている処方です。この処方は、私の愛用処方の一つです。配偶者をなくし、夜に悲しくて涙が止まらないなどの状況の時に使用すると、本当に効果があります。患者さんには、薬が、「分かるよ、その気持ち」と言って、慰めてくれるよと言って処方しています。しばらくすると、泣かないようになり、皆さん元気を取り戻されます。

新しい処方を追加してから2回目の診察の日がやってきました。今日もきっと、目にたくさん涙を浮かべてご主人の話を繰り返すことになるのかなと、覚悟を決めて向き合いました。ところが、目の前に腰を下ろしたヨウコさんの様子に私は確かな変化を感じることになります。これまで、たとえようもない悲しみに暮れていたヨウコさんが、笑顔を浮かべてご主人との楽しかった思い出の数々を話してくれたのです。長い間、不安や悲しみに支配されていたヨウコさんが、新しい処方によって再び前を向いて新たな一歩を踏み出したという確かな手応えを私は感じることができました。

そして、その後、数回の診察の後に、ヨウコさんは、新しいペンダントを身に着け、私に見せてくれました。その中には、ご主人のお骨を入れられたそうで、「いつも一緒にいるんですよ」と、とても、安心した笑顔を見せてくれました。ご主人が、以前のように、そばにいるような感じがしました。この日をきっかけに、その後も順調に回復を続け、ヨウコさんはかつてご主人とともに診察を受けていた頃の元気を取り戻してくれました。

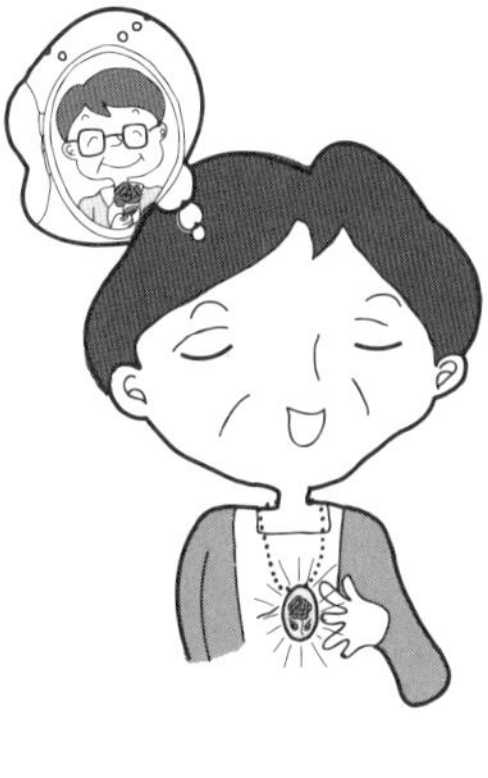

今回の処方に選んだ「甘麦大棗湯」は、江戸時代から、女性が悲しみで涙を見せるような時に良いと言われています。では、この薬で、ヨウコさんがトラウマを克服するに至る

までには、一体どのようなプロセスがあったのでしょうか。

レジリエンスの最初の説明に記載した通り、配偶者を失うことは、人生最大のストレスと言われています。それも、突然のことでした。ヨウコさんは、ボナノらの報告でいう、25パーセントの慢性的な抑うつ状態が続いた人に当たっていたのだと思います。図15で示しているように、突然のショックで、ヨウコさんは、まさに凹んでしまったのです。ヨウコさんは、「何とか立ち上がりたい」と思っても、あまりにもトラウマの衝撃が強く立ち上がれなかったのだと思います。本来、誰にでも備わっているレジリエンスですが、時として立ち向かう対象が大きすぎると、その力を発揮できないことがあります。ヨウコさんの場合は喪失感というトラウマの壁が、容赦なく押し寄せて、レジリエンスがうまく機能することができずに心身のバランスが崩れてしまっていたのです。

「甘麦大棗湯」は、そんなヨウコさんの「立ち直りたい」という気持ちにそっと後押ししてくれたのです（図16）。それをきっかけに、大きなトラウマと向き合っていたヨウコさんの内なる力、レジリエンスが本来の働きを取り戻し、悲しい気持ちを乗り越えて新しい一歩を踏み出すことができたのだと思います。

漢方でいう証とは、難しく話すときりがありませんが、この症例で示すように、患者の

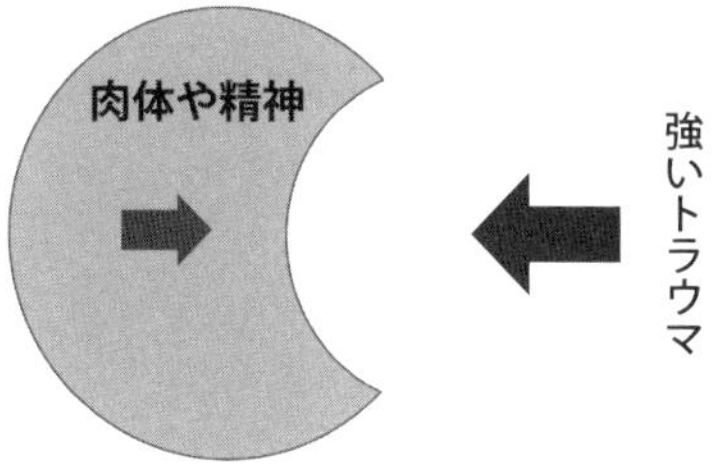

図15　ヨウコさんが受けたトラウマのイメージ

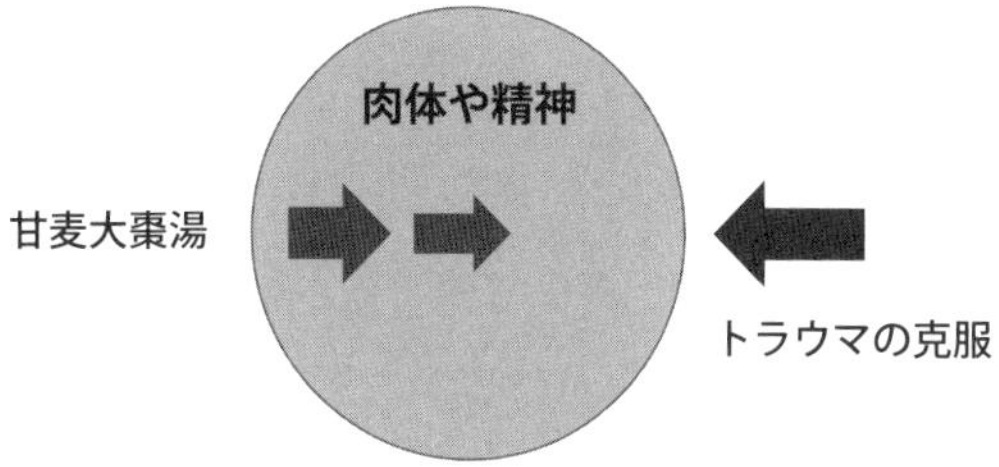

図16　ヨウコさんのトラウマ克服のイメージ
漢方により、レジリエンスの回復の力が、さらに誘導され、トラウマの克服につながっている

持つレジリエンスの力とベクトルを合わせることだと思います。強く押しすぎても、患者さんが転んでしまいますが、漢方は、やさしく、でも、しっかりと患者さんの背中を支えてくれるのです。

5　漢方とレジリエンス②　気の流れの障害をとりのぞく

続いて、漢方によって気の流れの障害（気鬱《きうつ》）を取り除き、レジリエンスの働きを取り戻した症例を紹介しましょう。

患者さんは74歳の女性、ユミさん（仮名）。これまでに、両手掌《りゅうしゅしょう》、両手指《りょうしゅし》関節、股《こ》関節、両足底《りょうそくてい》の痛みがあり、すでに、他院の漢方専門医や整形外科などの受診をしましたが改善が見られず、私を訪ねてきました。

主訴は関節痛でしたので、私はリウマチ指導医でもありますので型通り、リウマチをはじめとした自己免疫疾患に関する血液検査や画像検査を行いました。結果は、膠原病の検査で調べる抗核抗体《こうかくこうたい》は陽性でしたが、関節リウマチに特異的な抗ＣＣＰ

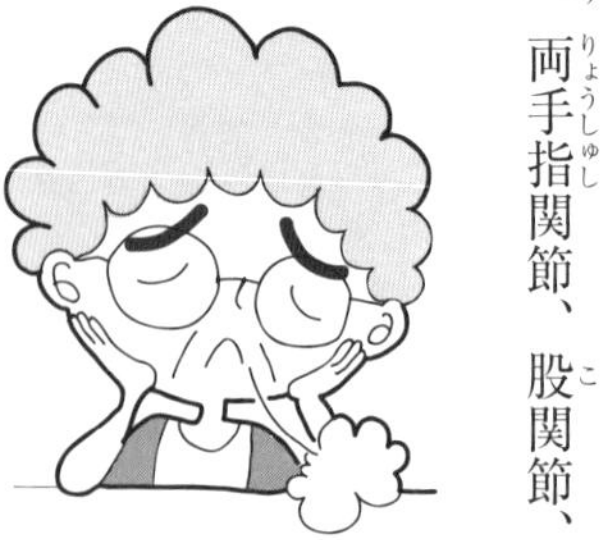

抗体を含め、病気に特異的な自己抗体は陰性でした。レントゲン上も骨びらん等の異常はなく、ユミさんの関節症状の原因として、関節リウマチなどの免疫疾患の可能性は否定的でした。

そこで私は、ユミさんの話をもっと詳しく聞いてみることにしました。すると、ユミさんはこんな話をしてくれたのです。「先生、毎日きちんと眠ることができないし、後頭部が何となく重くてだるくて。それに気力も出ないいんです。日によって身体のあちこちが痛むこともあって、しんどいですよ」と。

ユミさんの抱える不調というのは、現代医学の立場から見ると、症状の原因が明確に説明をすることができない、いわゆる「不定愁訴《ふていしゅうそ》」でした。しかし、漢方的な目をもって見れば、何かストレスなどの影響によって、気の流れがうまくいかずに、症状を引き起こす「気鬱」ではないかと考えて、「半夏厚朴湯《はんげこうぼくとう》」を処方することにしました。

ここで改めて、今回の処方にいたる背景の考え方である「気」についてお話します。第1章で紹介した通り、漢方医学では生体を一つのシステムととらえ、生体を維持する3

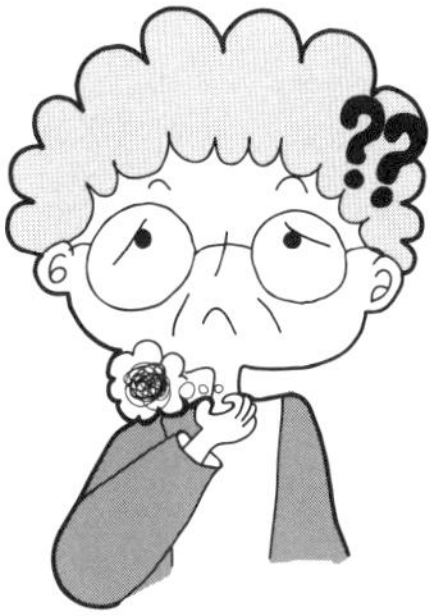

要素（気《き》・血《けつ》・水《すい》）のバランスが保たれることで健康を維持できると考えています。その一つである「気」は、「目に見えない、生体のさまざまな働き」を意味していますが、同時に、「気」は、人間の身体の中を絶えず巡っているとされています。しかし、さまざまなストレスや冷え、過労などの原因によって、しばしば、その流れが停滞して巡りが悪くなってしまうことがあります。専門用語では、この状態を「気鬱・気滞」と呼びます。交通事故などで高速道路が渋滞し、結果として、物資が届かないようなイメージです。結果的に、気の働きが低下します。

たとえば、頭部で気が滞れば、頭痛や頭に帽子をかぶったような「頭帽感《ずぼうかん》」を引き起こし、のどのあたりで巡りが悪くなれば、のど

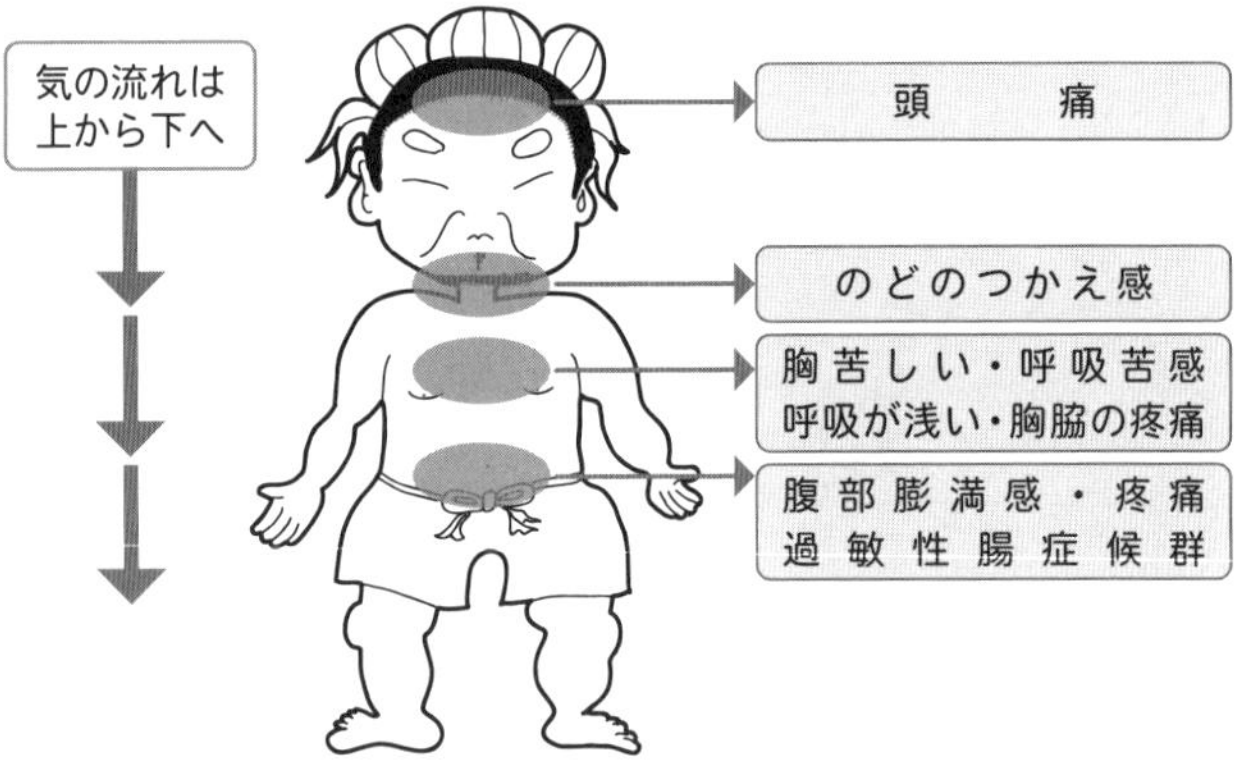

図17　気の流れと気鬱・気滞の症状
気の流れが滞る部位により、現れる症状が異なる。

のつかえを、胸部の場合は胸苦しさ、腹部であれば、お腹が張って苦しいなどの症状になって現れます（図17）。

半夏厚朴湯（はんげこうぼくとう）

いわゆる気鬱の代表処方で、咽中炙臠《いんちゅうしゃれん》と呼ばれるのどのつまりを処方目標にして、よく使用されます。別名は、四七湯ともいいますが、七は、七情《しちじょう》（喜・怒・憂・思・悲・恐・驚）に由来し、さまざまな感情がうっ滞して、症状が現れるものを対象にしています[8]。慣れてくると、気鬱の症状は、さまざまであることに気が付くようになり、応用が広がる処方です。

「半夏厚朴湯」は、「ふさがった気分を開く薬」とも言われており、気鬱・気滞による食道やのどのつかえ感、異物感を和らげるために処方されます。その他、今回の症例のように、何らかのストレスの影響で起こる不安感、不眠症、胃腸の不調（神経性胃炎）など諸症状の改善を目的として用いられています。

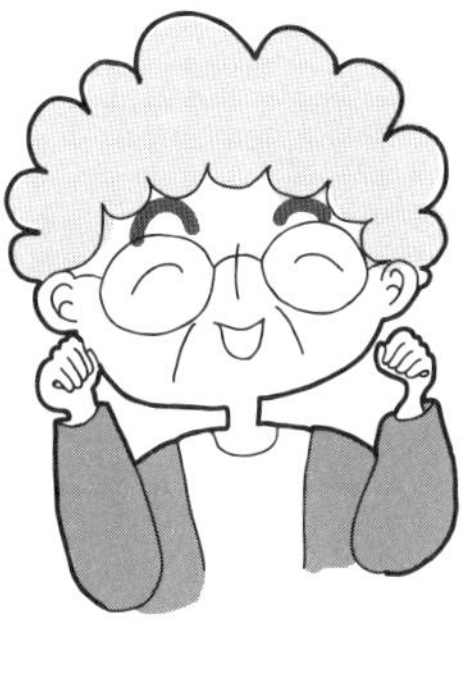

こうして「半夏厚朴湯」の処方を始めて2か月も経つと、ユミさんの症状に、明らかに変化が現れ始めました。それまでは何となく後頭部の痛みが続いて気力もなかったのですが、鬱々としていた気持ちは軽くなり、手の痛みも改善してきたのです。足の痛みはまだ残っていたものの、初診の頃とは比べ物にならないほどの経過です。その後、さらに2か月後を過ぎる頃には、ユミさんの調子は見違えるようによくなり、足の痛みもすっかりよくなりました。

その後、さらに2か月が経つと、ユミさんのほうから、「もう来なくていいですか？」と言われるくらいに症状が改善し、めでたく治療終了となりました。

当初は説明のつかない不調を訴え病院から病院へ渡り歩いていたユミさんが、これほどまでにめざましい回復を遂げることができたのはなぜだったのでしょうか。

漢方には、「通ぜざればすなわち痛む」という考え方があります。本来、気は経絡《けいらく》に沿って流れていくと考えられていますが、「気」の流れが身体のどこかで停滞することによって、あちこちに痛みや違和感、場合によっては、全身の意欲低下や抑うつ、不安を引き起こすと考えられています。ユミさんの場合、何らかのストレスによって、本来はスムーズ

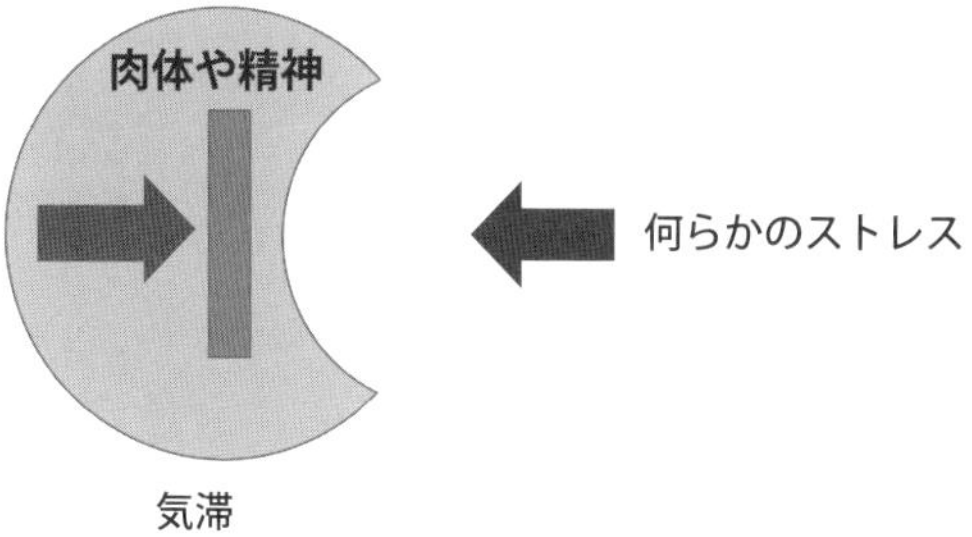

図18　ユミさんの症状を漢方的にみると
何らかのストレスが原因で、気の流れが滞り、痛みの症状が出現している。

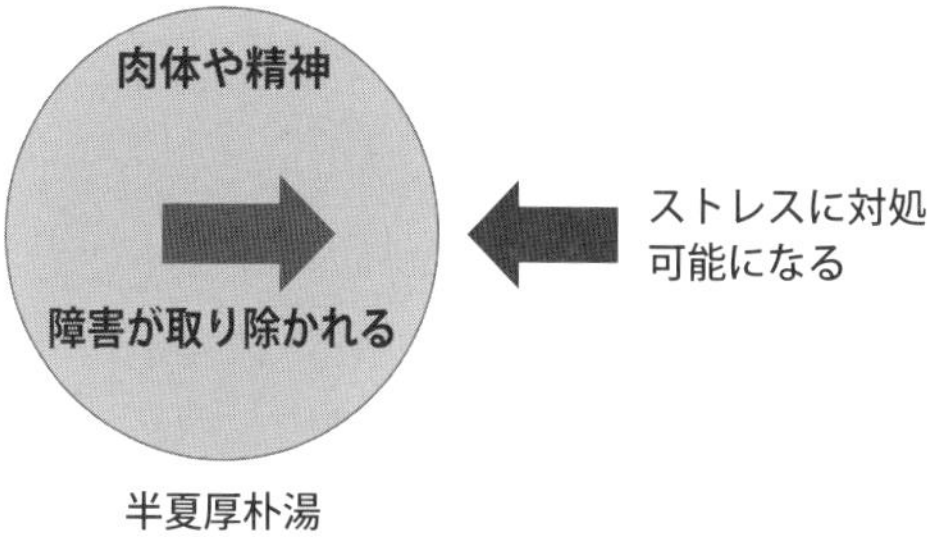

図19　ユミさんの治癒過程を漢方的にみると
半夏厚朴湯により、障害が取り除かれ、気の流れが改善し、症状が消失した。

に身体の中を流れているはずの「気」が停滞し、それを身体の痛みとして感じ取っていたと考えられます。図18で示すように、おそらく、ユミさんのストレスは、先ほどのヨウコさんのように強いストレスではなかったのではと推測します。

ただし、本来持っているはずのレジリエンスも、力を出そうとする方向に、障害物があると力を発揮できません。高速道路が壊れたのではなく、事故で渋滞を起こしているだけなのです。事故車を片付け、交通整理をすれば、スムーズに車は流れていきます。同じく、そこに「半夏厚朴湯」を処方することにより、徐々に「気」の巡りがよくなり、それにともなってレジリエンスも、本来の力を発揮していったのだと考えられます（図19）。

6　漢方とレジリエンス③　気の不足（気虚）を改善する

次は、同じ「気」に関する考え方のなかでも、「気」が不足している「気虚《ききょ》」を改善したことで、良好な経過となった症例をご紹介します。

患者さんは66歳の女性、ミチコさん（仮名）です。ミチコさんは、ある日、原因不明の39度台の高熱と全身倦怠感が出現して受診され、他科に入院しました。当時、免疫内科に所属していましたので、不明熱の精査でコンサルトされ、いろいろと検査を重ねた結果、ミチコさんの病名は「関節リウマチ」と「ＣＯＰＤ（慢性閉塞性肺疾患《まんせいへいそくせいはいしっかん》）」であることが分かりました。

関節リウマチの治療として、抗リウマチ薬であるメトトレキサートに少量のステロイド、ＣＯＰＤの呼吸器症状軽減のためにはチオトロピウムという、長時間作用型抗コリン性気管支拡張薬を開始し、症状は改善傾向を示しました。

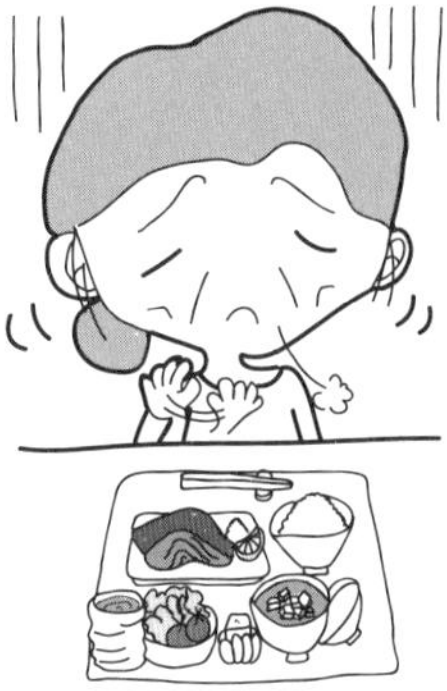

こうして診断がついて、適切に治療を始めることができましたが、私はミチコさんの様子が気がかりでした。というのも、入院当初のミチコさんといえば、身長１５４センチで体重31キロと、標準体重から考えると、20キロ程度やせていたからです。話を伺うと、もともと、30キロ代後半だったようですが、数か月前からの高熱で、さらにやせてしまったそうです。さらに、ミチコさんは、食欲がすっかり落ちて、当然ですが、活気もありません。私はそのことがとても気になっていました。

ミチコさんに元気がないのは、関節リウマチとＣＯＰＤに加えて、漢方における「気虚」になっているからではと考えました。「気虚」は、比較的分かりやすい漢方概念です。「目に見えない、生体のさまざまな働き」が低下していることを意味します。原因としては、働きすぎや大きな病気などが挙げられます。気虚による症状はさまざまですが、基本的には、倦怠感や食欲不振、日中の眠気などが挙げられ、消化器症状として消化不良、泥状便、便秘などが代表的なものとして挙げられます。

日中、特に食後の眠気は典型的な気虚の症状であり、これは気が不足しているために食後に眠くなり、疲れを感じてしまう状態です。気虚では、十分な睡眠・休息をとることによって気が充足し、症状が改善する点が特徴的です。

ちなみに、私は、医師だけでなく、ときどき患者さんを含めた一般の方々を対象に漢方やレジリエンスについて講演を行っています。そのなかで、「気虚」について説明する際には、参加者に対して、食後の眠気や疲労感を感じるかどうか尋ねてみることにしています。医師を対象にした講演会では、食後の眠気を感じる方が多かったように思います。医師は働き過ぎなのでしょうか。

患者の会でお話しした時は、他の講演の参加者よりも手を挙げる方の数が圧倒的に多かったように感じました。患者さんは、慢性的な痛みや不快感と常に向き合っていることによって、「気」を知らず知らずのうちに消耗してしまっているのかもしれません。

ミチコさんのエネルギー不足である「気虚」を補うために、私は、代表的な気虚の方剤、「補中益気湯」を使って様子をみることにしました。

補中益気湯（ほちゅうえっきとう）

いわゆる気虚に使う代表的な処方で、医王湯《いおうとう》とも呼ばれます。内服して、早ければ3～4日、遅くても1～2週の間に食欲が出て、なんとなく疲れにくくなります。副作用も少なく、COPD患者での治療のエビデンスも報告されています。漢方の勉強を始めて、最初に使う処方の一つですが、実は、なかなか奥の深い処方です。もともと、金元四大家《きんげんよんたいか》の李東垣《りとうえん》が、戦争で栄養状態が急激に悪化した後に流行した感染症に対し、通常の傷寒論処方《しょうかんろんしょほう》では、治らない患者のために開発された処方です。その処方意図を、改めて考えることで、漢方の奥行きを感じることができます。

ミチコさんは、入院当初は食欲もあまりみられず、活気も感じられませんでしたが、「補中益気湯」の処方を追加すると、食欲が徐々に戻っていきました。現代薬との相乗効果なのか、青白かった顔色にはしっかりと血色が戻り、それにともなって順調に体重が増えていきました。入院時は31キロだった体重は、退院時には34キロにまで回復しました。外来では、関節リウマチの病勢がもう一息収まってい

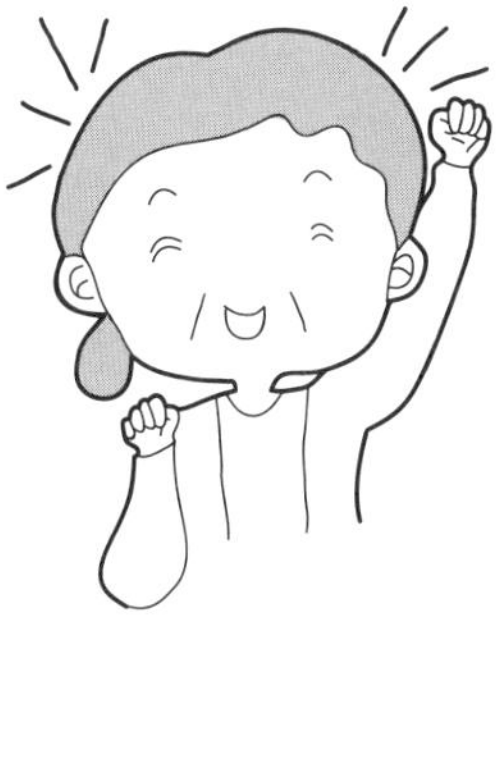

ませんでしたので、関節リウマチに適応を持つ炎症性サイトカインであるＩＬ‐６を抑えるトシリズマブを追加し、臨床的にほぼ健常者と変わらない、寛解という状態となりました。その後、ステロイドやメトトレキサートは中止となり、ミチコさんの体重は43キロにまで増加し、外来に来られた時は、ご主人より元気なお姿を見せてくれました。

余談になりますが、生物学的製剤は薬剤費が高く、躊躇される方が多いのですが、ご主人とミチコさんにトシリズマブの治療について説明した時に、ご主人が迷うことなく、力強く、「治療してください」とお話しされたことが、今でも心に残っています。

では、ミチコさんの回復までの道のりを、どう考えていくべきでしょうか。

病気を発症した当初、ミチコさんは、関節リウマチによる関節の痛みや腫れ、ＣＯＰＤによる呼吸状態の悪化などの苦しみによって、心身ともに大きなストレスを受けていたと考えられます。平穏な毎日が、突然の痛みや高熱により劇的に変化してしまったのですから、そのストレスの大きさは想像に難くありません。先ほどからお話ししている通り、人間にはレジリエンスが備わっており、ストレスが降りかかっても跳ね返そうとする力は、ミチコさんの中に存在していたはずです。しかし、ミチコさんの場合、極端にやせていて、食欲がないという気虚の状態でありレジリエンスのパワーが全然足りなかったのです（図20）。

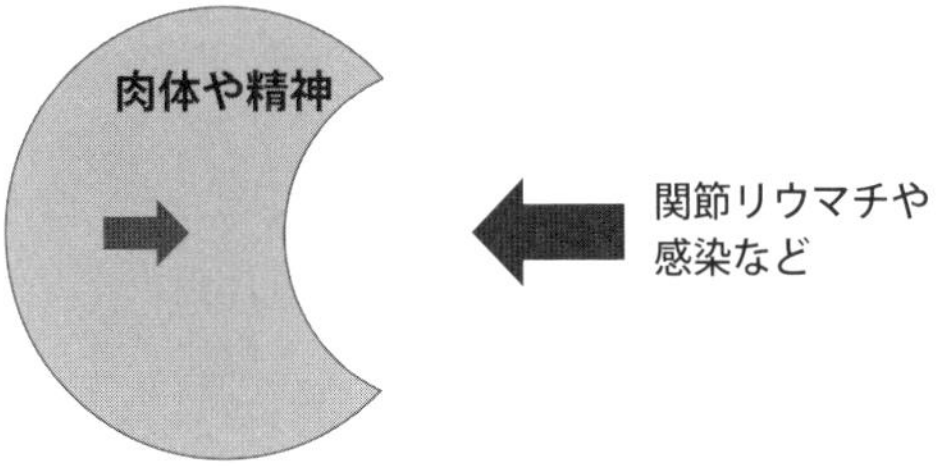

図20　ミチコさんの症状を漢方的にみると
疾患が原因で、気の量が少ない気虚の状態となり、レジリエンスが働かない。

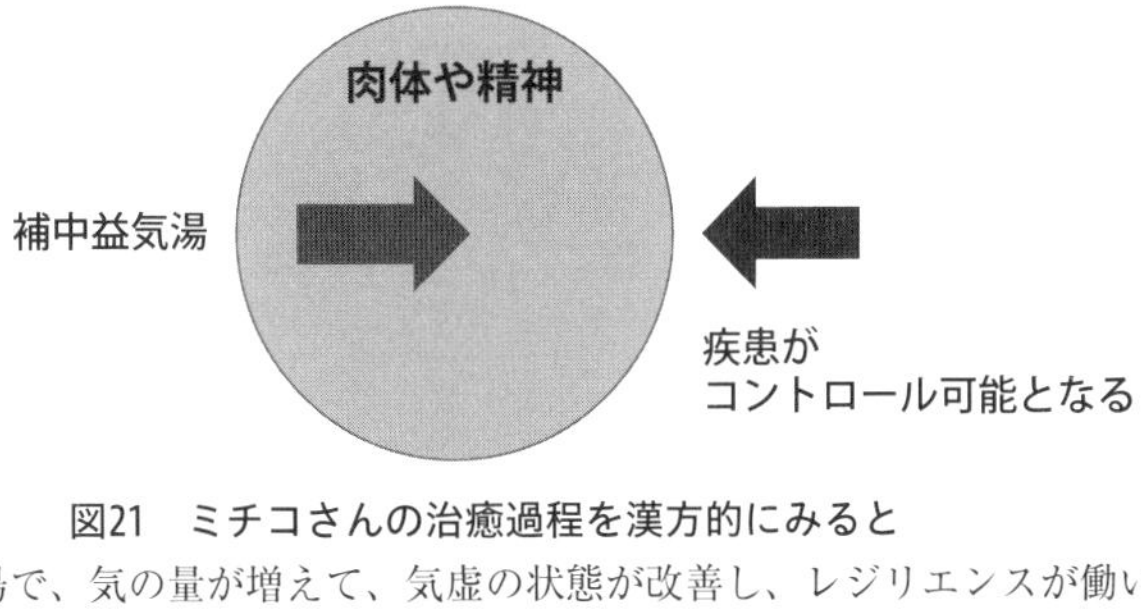

図21　ミチコさんの治癒過程を漢方的にみると
補中益気湯で、気の量が増えて、気虚の状態が改善し、レジリエンスが働いて、症状が回復した。

イメージとして分かりやすいのですが、たとえ話として使うのが、漫画『DRAGON BALL』(ドラゴンボール)です。鳥山明さんは、天才的な画力で、目に見えない気を漫画化して示しています。「ドラゴンボール」での気のイメージは、私は、そんなに間違っていないと感じています。主人公の悟空《ごくう》が必殺技の「元気玉」を作るとき、「オラに元気を分けてくれ!」と手を挙げて叫ぶシーンが出てきます。これはまさに、不足している「気」を集めて最強のエネルギー玉を作ろうとしているのです。今回の症例のイメージにぴったりなのです。ミチコさんの「元気玉」は小さくて、とても対抗できません。みんなの元気の代わりに、漢方の「補中益気湯」を飲んで、ミチコさんの胃腸の消化・吸収機能は整い、徐々に元気玉が大きくなっていったのです。病気に打ち勝つエネルギーがたまったので、本来のレジリエンスが発揮できるようになったのです(図21)。

患者さんのなかには、身体に何らかの症状が出て確定診断が下り、診断された疾患に対する治療も行っているのに、思うように改善しないという場合があるかもしれません。そんな時には、エネルギーの元である「気」の不足によって、身体がしっかりと治療を受け止めるための土台が崩れてしまっている可能性があります。

そんなときは、不足している「気」を補う漢方の処方によって、身体の中でもがいていたレジリエンスを呼び覚ますことができるかもしれません。

7　漢方とレジリエンス④　胃腸が整って心が整う

第2章の第6節で、脳腸相関のお話をしました。ストレスを感じると、脳の視床下部からCRFが分泌され、胃腸の動きに変調が出る。逆に、胃腸から分泌されるグレリンを始めとする消化管ホルモンが脳に影響を与えると考えられています。

では、実際にそんなことがあるのでしょうか。患者さんは、60代後半の男性、ミチオさん（仮名）です。ミチオさんは、倦怠感と灼熱感で精神科に来院されました。退職後の市民大学で、強いストレスを感じて眠れなくなり、その後、精神科で、うつと診断されSSRIであるエスシタプロムなどの抗うつ薬を処方されましたが、食後の体の灼熱感、1時間ごとの寝汗、不眠が改善せず、約半年後に、当科に紹介されました。来院時のうつのスコアであるSDSは67点、CES-Dは41点とうつ状態であるのは確かでした。

最初、胸脇苦満《きょうきょうくまん》という、両わき腹あたりの強い抵抗をもとに、大柴胡湯《だいさいことう》を処方しましたが、思ったほど反応がありません。どうしてかな？　と思ったのですが、改めて、いろいろ聞いてみると、もともと営業マンで元気に働いていたころに、既往歴として2回大腸ポリープを摘出されていることから、センノシド（プルゼニド®）、酸化マグネシウムなどをよく使用し、接待が多かったころから、排便しないと調子が悪かったことが分かりました。そこで、高齢者の便秘に効果のある大建中湯《だいけんちゅうとう》を処方してみました。大建中湯に関しては、第1章でも説明した通り、現在では腹部の術後のイレウス（腸閉塞）予防に使用される薬剤です。

するると、徐々に、「先生、調子がよくないんですよ」と言いながら、奥さんと仲良くご飯を食べに行けるようにもなっていきました。ＳＳＲＩであるエスシタプロムも、徐々に減量され、内服しなくてもよくなりました。灼熱感は高血圧に伴う症状で、アンギオテンシン受容体拮抗薬とカルシウム拮抗薬の合剤で、血圧が安定すると、症状は改善していきました。つまり、胃腸の調子が整うことで、心も整っていったのです。

8　レジリエンスが誘導されたら改めて自分を見つめなおす

ここまで、漢方のさまざまな働きで、レジリエンスが引き出される症例についてみてきました。私は、この症状には、この漢方を処方すればよいというマニュアル的なお話をしたいのではありません。もちろん、漢方を使っても、すべての病気が治るわけではありません。ただ、お伝えしたいことは、漢方によりレジリエンスが誘導されると病気が除かれるのではなく、新たな健康の状態を導くことが、できるかもしれないということなのです。

漢方で、レジリエンスを誘導するためには、自分の体質をよく知ることです。ある漢方処方で病気が改善したということは、体質として、そのような状況に陥りやすいということです。具体的には、補中益気湯で病気がよくなったということは、気虚になりやすい体質だと知ることなのです。自分の体質をよく知って、生活改善も取り入れることによって、レジリエンスが最大限に誘導されると、私は考えています。


一般に世間では「ストレスは健康に悪いもの」だと言われています。ストレスはあらゆる病気の原因になり、一部では、死亡リスクを上げる原因とも言われています。そのような考えに基づいた調査結果を、みなさんも、数多く目にしていると思います。ストレスは体に悪いからできるだけ避けるべきもので、ストレスのない生活を手に入れるべきものだと思われているかもしれません。しかし現在では、この考え方は多くの研究によって、必ずしも正しい訳ではないことが分かってきています。

あなたがストレスを感じる状況を考えてみてください。たとえば、重要な会議で発表しないといけない時にストレスを感じるのは、必ず成功させたい契約やプロジェクトがかかっているからでしょうし、受験の時にストレスを感じるのは、頑張って毎日勉強してきた努力の結果が報われるか、望んでいた未来の扉が開くかが、その瞬間にかかっているからです。そもそも、人は大切なものが、どうなるのか分からない時にストレスを感じます。自分に興味のないものにはストレスを感じません。買い物で、スーパーマーケットの棚に並んでいる牛乳を買う時にストレスを感じる人は少ないでしょう。でも、その牛乳を作っている生産者の人は、あなたが、その牛乳を手に取るかどうかを、ドキドキしながら見ているかもしれません。ストレスを感じるということは、自分がそれを大切だと思っている証拠なのです。

病気になったときに感じるストレスの多くは、大切な命が脅かされるかもしれない、仕事や趣味がこれまでのようにできなくなるかもしれない、考えていた目標や夢が実行できないかもしれないという不安が原因です。命、生活、そして将来。どれも大切なものだからこそ、ストレスを感じるのです。

病気の多くはある日突然発症します。原因は、まさにさまざまで、慢性の感染症、生活習慣病、先天的なことが影響している病気もあります。これだけ医学が進んでも原因を特定できない場合もあります。本人の意志とは関係なく、天災のように降ってくるのです。

多くの人は、風邪のときなら薬を使わなくても、三日くらい自宅でゆっくり寝ていれば治るという経験があるので、最初は受け入れられません。病気のせいで、今までの日常生活を変えなければならないことは、とてもショックなことです。食べ歩きが趣味の人が、糖尿病と診断され、以前と比べ、好きなものが食べられなくなる。趣味で始めたジョギングが高じて、マラソンをするようになった人が、ひざを痛めてこれまでのように走れなくなる。人生に一度や二度、大小問わずこのような経験をした人も多いことだと思います。

ランナーが、ひざを痛めると、痛めた当初、一日でも早くひざを治し、以前と同じように走ろうとします。しかし、治療経過が芳しくなく、もう以前のようには走れないと分かったときにどうするべきでしょうか？　元のように走りたい気持ちや焦りを抑えられず、無理をして走り続けるとどうなるかは、答えは明らかです。さらに状態は悪化し、二度と走れなくなるかもしれません。そこで、元の状態に戻れないことを受け入れ、今のひざの状態で走れる方法を模索したとすればどうでしょうか。フォームを見直し、地道な体幹トレーニングを続けていけば、「走る」という目的を持ち続けることができます。すぐには、ひざを痛める前と同等のタイムは出ないかもしれませんが、今できる「新たな目標」を設定することは可能です。また、ランナーたちを応援する立場に回ることもできます。色々な目標設定が、本人の取り組み次第で広がっていくのです。

スキーが趣味で、インストラクターの資格を目標にしていた関節リウマチの患者さんがいましたが、病気を受け入れ、フォームを見直し、トレーニング方法も変えて、見事目標を達成されました。

続く第4章では、「レジリエンスが誘導されやすい状態とは何か」について考えてみたいと思います。その時には、漢方は絶対必要ではないのです。そして、レジリエンスの誘導方法を知ることで、皆さんにより豊かな生活が広がるかもしれません。

漢方なるほどコラム⑦

幕末の日本の医学は遅れていた!?

漢方医学が、日本の医学の主流から外れたのは、遅れていたからだという話がよくあります。本当にそうでしょうか？　たとえば、世界で初めて全身麻酔の乳がん手術を行ったのは、華岡青洲《はなおかせいしゅう》です。その業績は、アメリカ合衆国のシカゴにある国際外科学会付属の栄誉館でも、展示されています。青洲は、蘭方医（オランダ医学を学んだ医者）とよく言われますが、実際は、漢蘭折衷派になります。青洲は、古方派《こほうは》（江戸時代の漢方医学の一派）の実践者として有名な吉益東洞《よしますとうどう》の跡継ぎの吉益南崖《よしますなんがい》から漢方を学んでいます。麻酔に用いた通仙散《つうせんさん》も、もともと漢方薬からヒントを得ており、京都で曼陀羅華《マンダラゲ》を入れた草烏散《そううさん》という薬が用いられており、青洲は、独自に工夫を加えて通仙散を開発しました。通仙散はアルカロイドの急性中毒による意識障害を利用したものと考えられています。青洲らの華岡流が、術前・術後に漢方を用いてきめ細やかな管理を行っていた記録も残っています。

華岡流の治療哲学に、「内外合一《ないがいごういつ》、活物窮理《かつぶつきゅうり》」という言葉があります。「内外合一」とは、外科を志すものは、先ず内科に詳しくなければならず、内科的診断を明らかにし、その治療を行えば、外科治療を始めた時も問題は起こらない。内科外科の診察を行って、始めて手術を決定すべきであると考えていました。「活物窮理」とは、生命現象は、刻一刻と変化するので、人の生理機能を知り、病気の原因を明らかにしなければ、最高の境地に達することはできないという教えです。現代にも通用する立派な教えだと思います。

華岡青洲には、年の離れた弟、鹿城《ろくじょう》がいて、大坂中之島で、華岡塾を開いていました。緒方洪庵《おがたこうあん》の適塾《てきじゅく》と近く、交流もあったようです。緒方洪庵は、天然痘対策のために、ヨーロッパで開始された種痘の普及と標準化に尽力しました。残された薬箱の解析から、アヘンやジギタリスなどとともに漢方の生薬を使用し、東西医学の融合に努めていたことが分かっています。調べていくと、幕末の日本の医学が格別遅れ

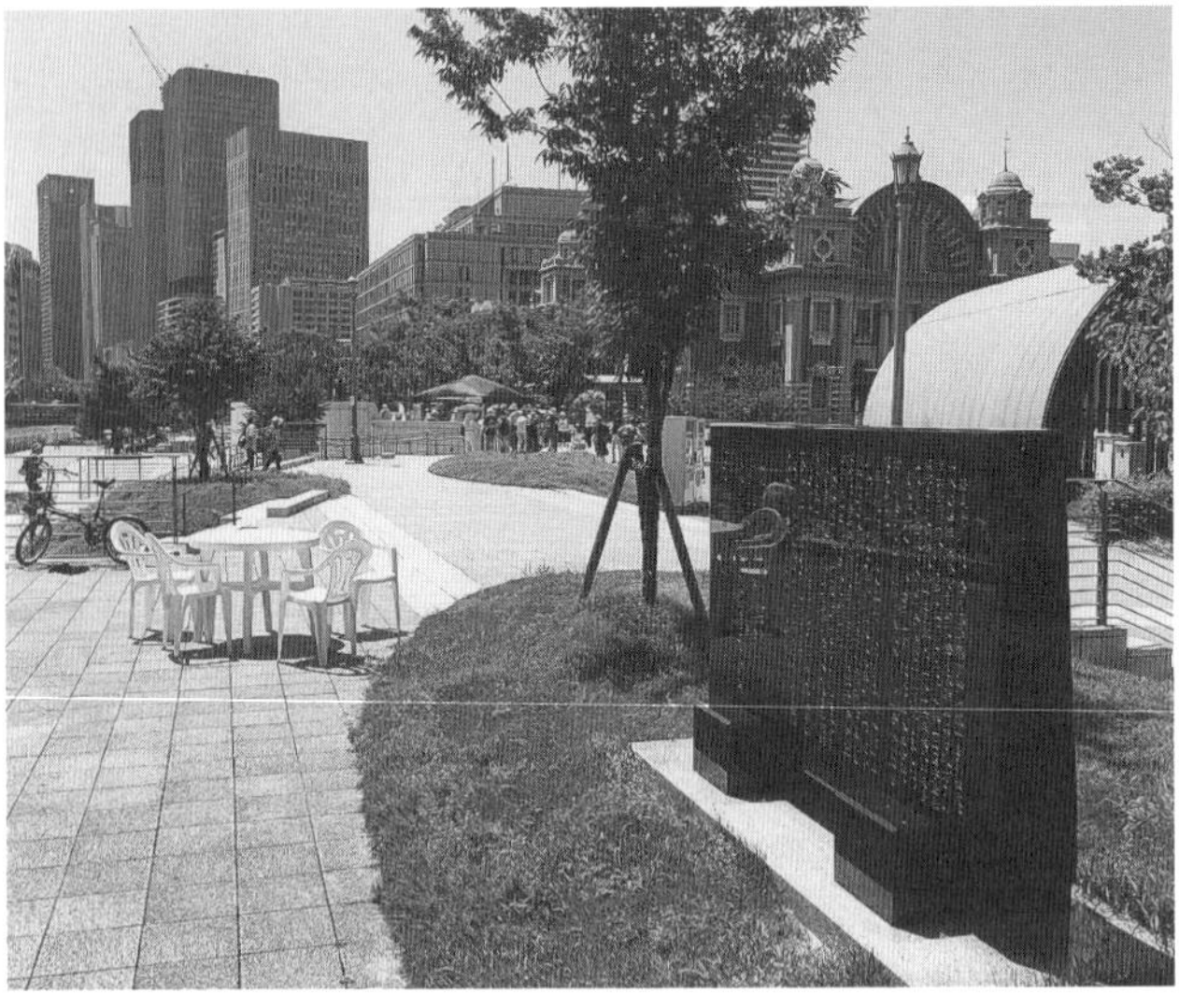

華岡塾記念碑（大阪市北区中之島）

ていたようには感じられません。日本の医学の中心であった華岡塾・適塾の関係者は、明治政府の設立した医学校とは疎遠でした。華岡青洲は、紀州藩の奥医師格、その流れをくむ天才外科医の本間棗軒《ほんまそうけん》は水戸藩弘道館医学館の教授、緒方洪庵は幕府奥医師兼西洋医学所頭取でした。明治政府は、旧幕府とつながりのない、ドイツ医学を背景にした新たな医療者を育成したかったというのが本当のところではなかったのでしょうか。

漢方なるほどコラム⑧

「最後の漢方医」浅田宗伯の願いと漢方復活への遺産

漢方を語るときに、最後の漢方医と言われた浅田宗伯《あさだそうはく》抜きには、語ることはできません。宗伯は、修行の後、江戸で開業し、多くの患者を診察しているうちに評判が上がり、最盛期には1日300人患者が訪れたといわれています。その臨床力と学識により、町医者から大奥の侍医となり、緒方洪庵と同じ法眼（今風に言うと東大医学部教授）にまで登りつめた漢方医です。本来なら、その立身出世物語は、めでたし、めでたしで終わるところですが、幕末の歴史に翻弄され、波乱の後半生になります。歴史ドラマなどでは取り上げられませんが、宗伯は、多くの著名人からの信頼も厚く、歴史においても、重要な役割を果たしています。

当時、幕府の軍事顧問であったフランス公使レオン・ロッシュの長年の腰痛を、桂枝加苓朮附湯《けいしかりょうじゅつぶとう》と鍼灸で治療しました。新政府が江戸を総攻撃する前に、天璋院篤姫《てんしょういんあつひめ》の使いとして、西郷隆盛への手紙の使者となっています。維新後は、乳児期の明宮嘉仁親王（のちの大正天皇）を救命したことでも知られています。宗伯の活躍がなければ、令和の時代は訪れなかったかもしれません。宗伯は、維新後、漢方医学校の設立などを目指し奮闘しますが、政治的に敗北したことで、医学の表舞台に戻ることはできませんでした。漢方医学の50年後の復活を予言し、明治27（1894）年、失意のうちに亡くなります。翌年、国会で、漢方継続願が否決され、日本の医学は、ドイツ医学が中心となります。宗伯は、おそらく、その事態を予見していたのでしょう。治験集である『橘窓書影《きっそうしょえい》』、処方の解説やコツが記載されている『勿誤薬室方函・口訣』、生薬の解説本である『古方薬議《こほうやくぎ》』など、その他にも膨大な著作を残し、漢方医学復活を、後人に託したのです。

21世紀に入り、漢方医学は再評価されています。信仰していた不動明王とともに、東京の谷中《やなか》の墓地に眠る宗伯は、真の漢方医学の復活まで、私たちを見守ってくれているのです。

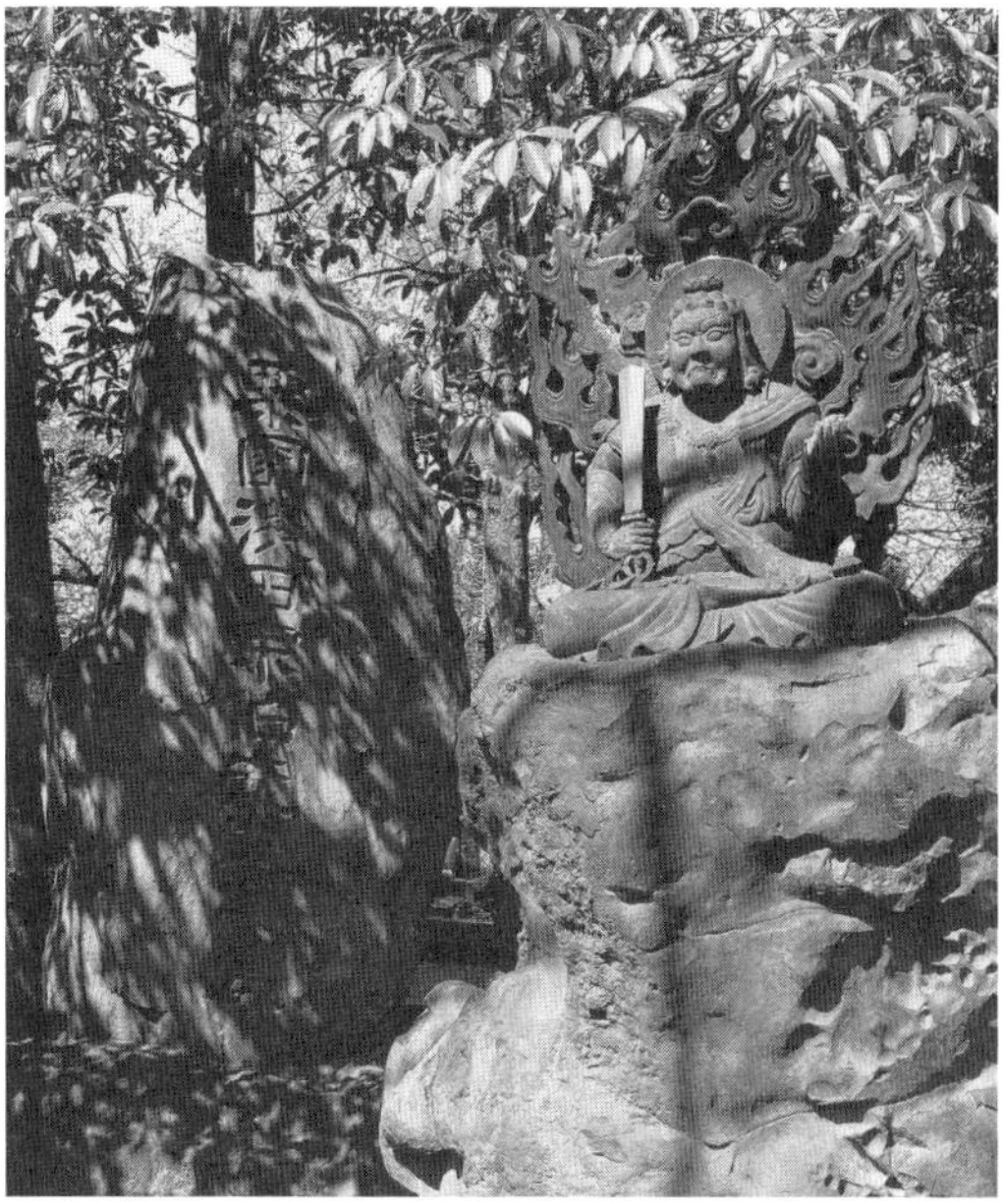

浅田宗伯の墓碑。右側に不動明王像がある
（東京都台東区の谷中霊園）

漢方なるほどコラム⑨

カオスと漢方の関係について

現代薬は、１００パーセントに近い阻害を示すために有効血中濃度などを測定するのと比較し、漢方薬は、免疫の調整物質であるサイトカインやホルモンなどを、わずかに変化させて、薬効を示している可能性をお話ししました。では、わずかに変化しただけで、本当に体の働きが変わるのか？　誰しも思う疑問ですが、カオスの考え方に、そのヒントがあります。

カオスとは、初期値のわずかな変化が、予想外の動きを見せる現象を指しています。ロジスティック写像と呼ばれる式が、生物などの個体予測に有用であると注目されたのは、１９７１年に英国科学雑誌『ネイチャー』に掲載された、数理生物学者のロバート・メイの論文だそうです。その他にも、多くの著名な学者によって分析されています。ロジスティック写像は、初期変化に対して、鋭敏な依存性を示すカオスの性質を示す、具体的な分かりやすい例になります。数学の素人でも、直感的に理解できるたとえ話になります。

その式は、$X_{t+1}=RX_t(1-X_t)$という、中学校で習うレベルの簡単な二次方程式になります。Rは定数で、X_tは現在の値、X_{t+1}は、現在の値を入れた後の次の値を意味します。具体的には、Rを２、X_0＝０・２とすると、X_{t+1}は０・３２となります。その後、計算を繰り返すと、Xの値は、０・５の値に収斂《しゅうれん》し、図22のような、一定化したグラフになります。

このグラフが、どのようなパターンを示すかは、実は、定数であるRに依存しています。Rが2より大きくなり、3・1になると、二つの周期でギザギザになり、3・49になると、グラフは、四つの周期の間で変化し、さらにギザギザの形に変化していきます（図23）。

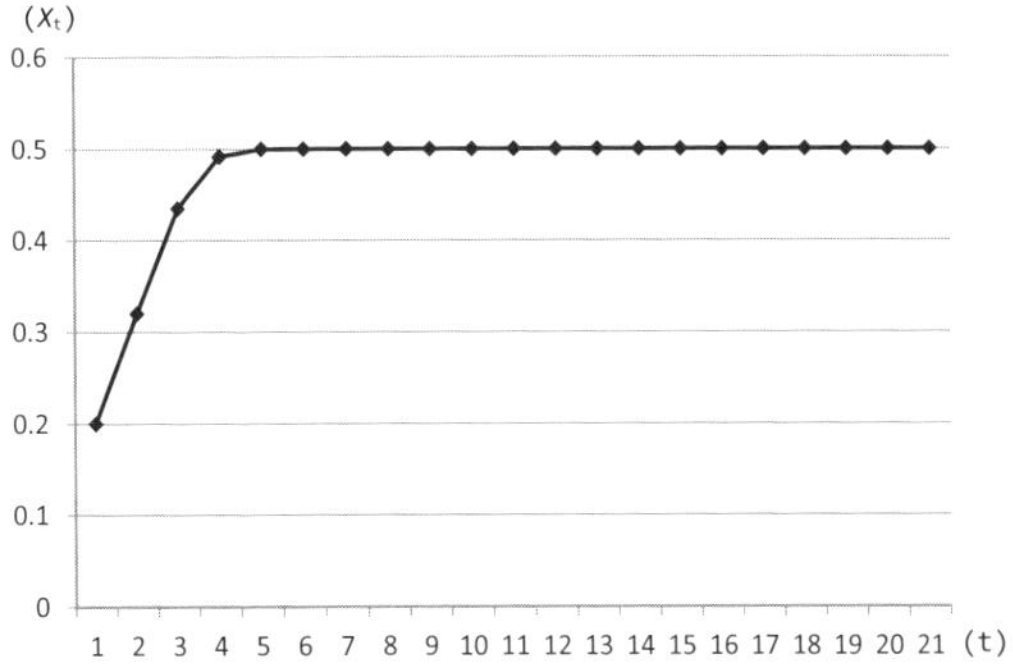

図22　ロジスティック写像（R=2, X_0=0.2の場合）
グラフは定常状態になる。

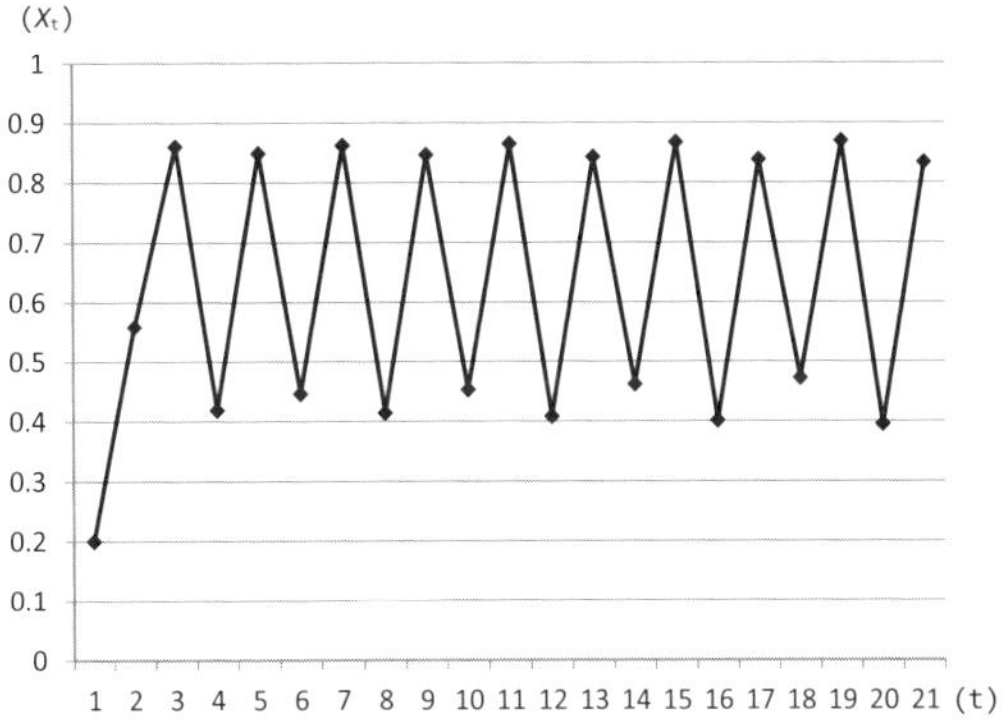

図23　ロジスティック写像（R=3.49, X_0=0.2の場合）
定数Rの値が3.49になると、折れ線状のグラフになっていく。

しかし、ここまでは、ある程度、常識の範囲の変化ですが、定数であるRが4になると、グラフはまったく、予想外の動きになります（図24）。まさに、予測不能、カオスの状態になるのです。このグラフを見たとき、この現象は、臨床の現場を、よく反映しているなと思いました。昨日まで、お元気だったのに、さっきまで、呼吸管理は問題なかったのに、ちょっとした変化で、まったく予想外のことが起こることが、この単純な式から導かれているのです。

では、カオスの状態のときに、初期値がわずかに変化したらどうなるでしょうか？ x_0 に0・2の値を入力した場合と、0・20001を入力した場合を比較してみます（図25）。すると、15回目くらいから、まったく違う動きになってきます。サイトカインやホルモンの濃度は、ごく微量で、まさに、このレベルの変化になります。今後、医学領域における数学モデルの研究が進めば、初期値をわずかに変化させ、表現型を大きく変化させる漢方の薬効が、さらに明らかになると思っています。

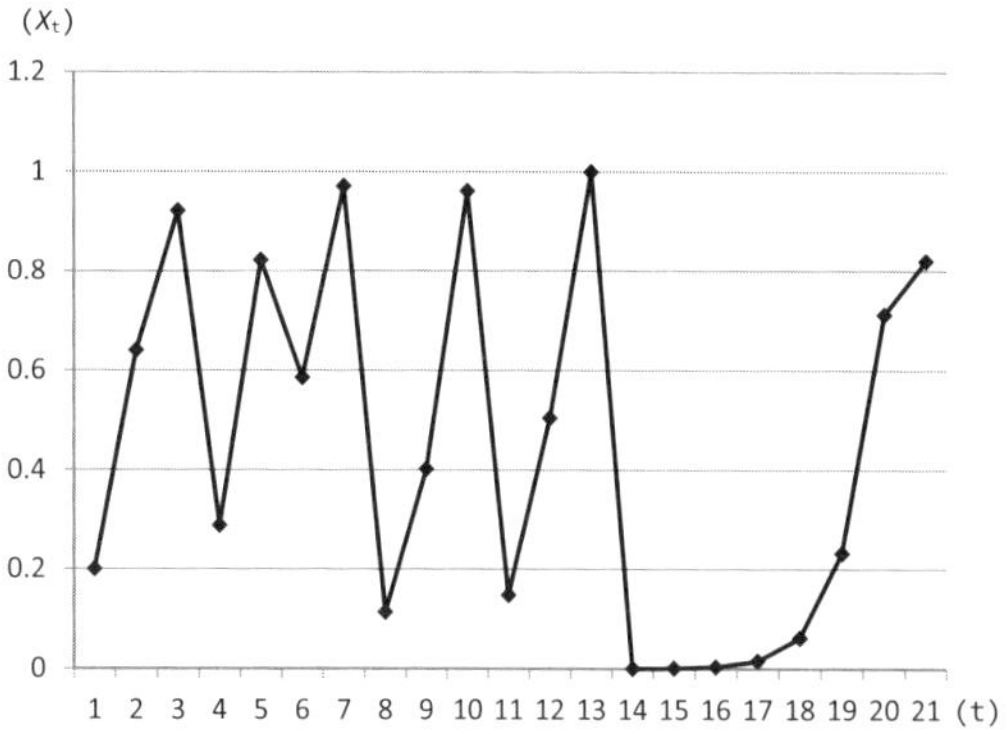

図24　ロジスティック写像（R=4.0, X_0=0.2の場合）
定数Rが4になると、グラフの動きが、予測不能になる。

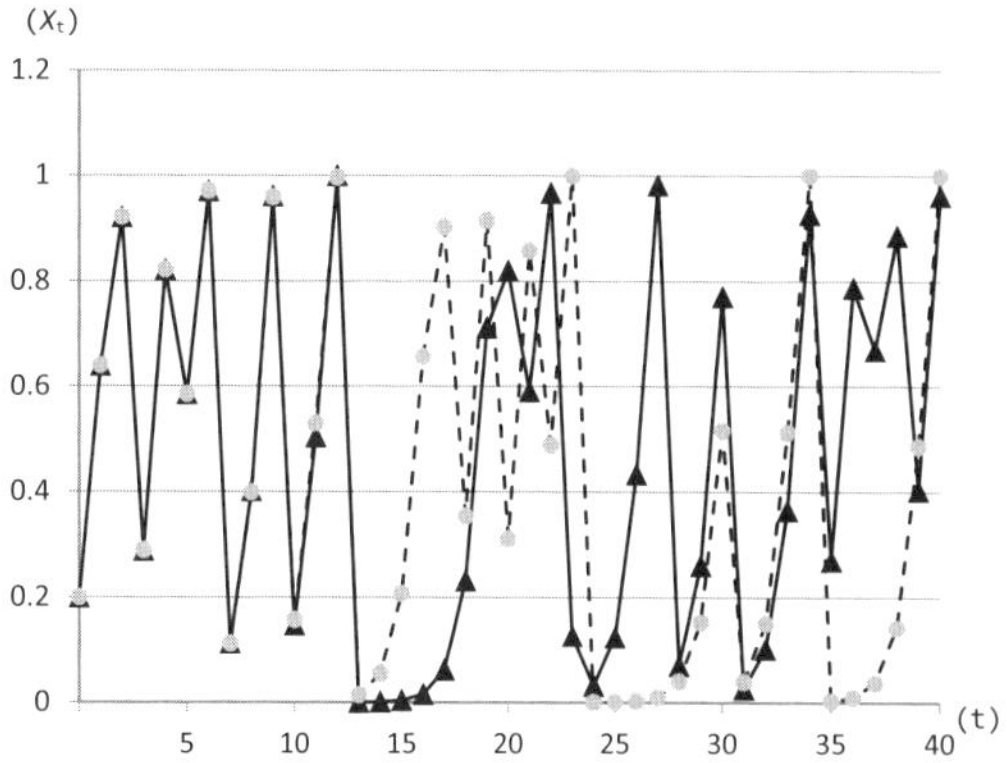

図25　ロジスティック写像（R=4.0, X_0=0.2（点線）とX_0=0.20001（実線）の場合）
初期値のわずかな違いにより、その後のグラフの動きがまったく異なってくる。

第4章

レジリエンスを踏まえ、生活を豊かにする

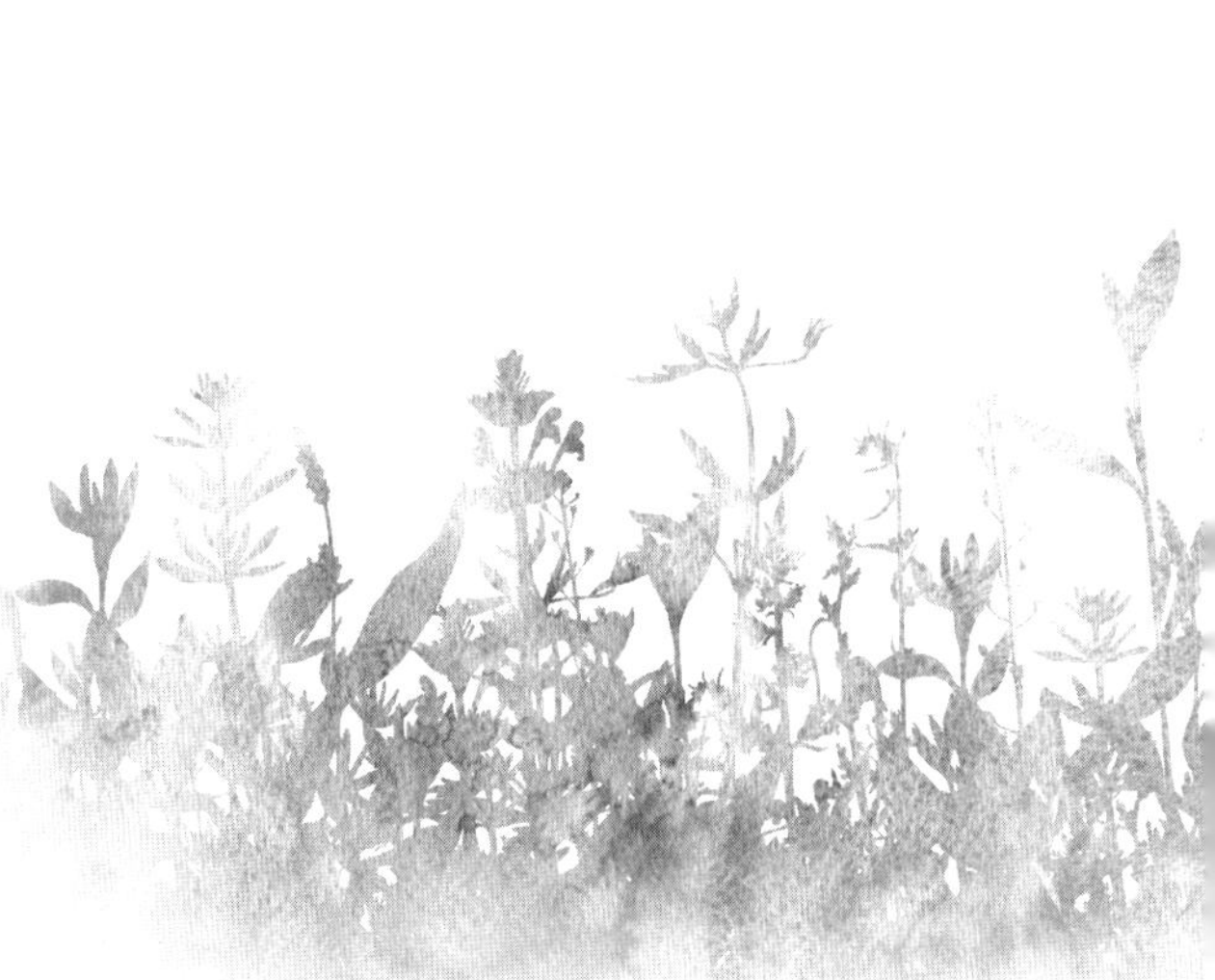

1 レジリエンスが誘導されるための前提条件とは

これまで、第1章では「漢方とは何か」、第2章では「レジリエンスとは何か」について、そして第3章では、漢方の力で患者さんのレジリエンスが動き出し、回復に至った症例を紹介しました。医師の私としては、こうして漢方によって患者さんが元気に回復してくれることは、とてもうれしいことです。短期的にみると、病気になると不安になり、悲しみや怒りなどの感情に悩むこともあります。しかし、本来、誰もが持っているレジリエンスの働きは、いつでも私たちに、新たな解決法を示し、人生を豊かにしてくれます。悲しみや怒り、悔しさも、いつの間にか小さな波となり消え去っていくのです。その過程を経験するうちに、患者さんは、本来の目的を思い出し、新たな自分に変わっていくのです。レジリエンスを誘導するために、漢方は、有力な治療法の一つですが絶対ではありません。第4章では、患者さんを、新たな健康状態に導くためレジリエンスが誘導されるために必要な、そのほかの前提条件について、説明したいと思います。

初めに、レジリエンスが誘導されにくい状況を紹介したいと思います。同じ薬でも、同じ病気の人に投与しても、服用した人の個人差や状態によって効果が変わってきます。よく、プラセボ効果といって、本物の薬と同じ外見をしているが薬の効果を示す成分が入っていない偽の薬（プラセボ）でも、プラスの暗示によって、患者さんの症状がよくなることが知られています。たとえば「不眠に効果があります」と渡された偽物の薬でも一定数の人の不眠は改善されます。興味深いのは、逆の現象も起こるのです。

たとえば、薬の副作用に「腹痛」があると説明され、薬局でもらった説明書に「腹痛」と書かれているのを見ると、薬を飲んだ後に、たとえ「まれに副作用がある」と注意書きをされていても、実際に腹痛が起きてしまうことがあります。ちなみに、「まれに副作用がある」の場合だと、頻度的に０・１パーセント以下、つまり、１０００人で１人以下の割合です。

このように、臨床試験において、プラセボ（偽薬）を投与された参加者が、薬物投与の際に好ましくない症状（有害事象）を経験することを、マイナスのプラセボ効果としてノセボ効果と呼んでいます。英・オックスフォード大学のJeremy Howick氏らは、ノセボ効果が報告されたランダム化比較試験（ＲＣＴ）の論文を系統的にたくさん集めて再検討し（システマティックレビュー）、再評価（メタ解析）したところ、ノセボ効果が報告された臨床試験は20報になり、１２７１件のＲＣＴに参加したプラセボ投与者25万７２６例のうち、プラセボ投与者の約半数が有害事象を経験していたのです。食欲不振や腹痛、胸焼けなど軽症のものから、20例に1例が重篤な有害事象を示したのです[42]。

では、なぜ、このような現象が起こってしまうのでしょうか？　一つ目は、たとえば試験中に、偶然、腹痛を起こしただけでも、プラセボを投与された人は、腹痛は薬が原因だと、誤って思い込んでしまうケースが挙げられています。

二つ目は、試験に参加した人たちは事前に有害事象について説明を受けているので、参加した人たちは、その有害事象が自分に起こるかもしれないと負の期待をしてしまう場合があることが挙げられています。プラセボ投与者の誤った思い込みを回避することは難しいですが、負の期待による有害事象は減らすことが可能ではないかと解説されています[39]。

たとえば、この治療法は90パーセントの患者にとって安全であると説明するのか、10パーセントの確率で腹痛などの有害事象が生じると説明するのか、同じ現象を違う側面から説明することでも、患者の反応は異なり、同じ内容でも、リスクを強調した形式になっている後者の説明の方が有害事象は増える可能性があるようです。

つまり、治療を始める前に、「どうせ治らない」「薬なんて効きっこない」と思っていたら、体の生理的状態は負の方向に傾いていて、薬効は発揮されにくくなります。私の希望としては、過剰な期待をせず、素直に漢方薬を飲んで欲しいなと思っています。インターネットをみて、この薬は合っていないんじゃないか、薬局の説明書には、こんなことが書いてある、大丈夫かな？　など、あれこれ考えたりするのは、お勧めしません。そして、漢方薬を飲んだ後の、自分の体の変化に素直に耳を傾けていく、それが重要だと思います。

外来でよくあるのは、「漢方飲んでも何も変わりません」と話す患者さんも多いのです。私の腕の問題もあるのかもしれませんが、でも、よく聞くと、まったくそんなことはありません。たとえば、腰痛や夜間頻尿などで来られた患者さんに、私の研究室で研究を進めている牛車腎気丸《ごしゃじんきがん》を投与したとします。すると、患者さんは、次の外来で「何も変わらない」という場合があります。腰痛の症状は、ヘルニアや歩き方などが、さまざまな原因が関与している可能性があり、すぐに改善しないかもしれませんが、よく聞くと夜間の頻尿は劇的によくなっています。これは、牛車腎気丸は効果を示しているサインになります。

患者さんは、病院を訪れたときは、「痛い」「苦しい」「何とかしてほしい」という思いで心がいっぱいの状態です。病院に来れば何とかしてもらえる、何とかしてほしい、という思いが強いと、自分が気になる症状が、すぐによくならないと効いてないと思いがちなのです。しかし、そうではないのです。当然、治りやすいところから治っていきます。そして、歩き方や筋トレなど、養生すべき点を説明していきます。養生については、「漢方なるほどコラム④、⑤」に詳しく説明しています。興味のある方は、参考にしてください。

2　前提条件①——信頼関係

医療現場で働いていると、毎日たくさんの出会いがあります。それぞれの患者さんにストーリーがあり、抱えている事情はさまざまです。特に私の診療科においては、他の診療科をたらいまわしにされても不調の原因が分からず、藁にもすがる思いで門を叩く方も少なくありません。何とかしてほしいという一心で来院されるので、私もなんとか期待に応えようと日々診療にあたっています。

そういった中で、第2章でお話ししたレジリエンスの誘導ステップのほかに、レジリエンスの仕組みが働く前提条件があることに気が付きました。そのひとつが、信頼関係の構築です。少し、分野が異なりますが、その例としてリーマン・ショックが挙げられます。

２００8年9月15日、リーマン・ブラザーズの経営破綻を発端に世界規模の金融危機が発生した「リーマン・ショック」は、経済の世界でレジリエンスが機能しなかった例としてあげられます。リーマン・ブラザーズが破綻する15日までの3日間、政府の財政担当者とウォール街の投資銀行の各首脳が集まり、救済策について話し合ったそうです。話し合いではリーマン・ブラザーズを解体する案とともに、「チームワークの勝利作戦」という投資銀行が力を合わせてリーマン・ブラザーズの不良資産の一部を買い取る案が出されました。しかし、現実にはリーマン・ブラザーズは経営破綻し、その後の未曽有の大不況が起こったことは、みなさんもご存じの通りです。現在も、その影響は残っているように思います。

アメリカの経済を担う優秀なビジネスマンたちが、賢明な選択ができなかった原因は、さまざまあるでしょうが、根底に横たわっていたのは、相互不信だったようです。誰もが緊急性と深刻さを認識しているにもかかわらず、「この選択では、わが社だけが損をするのでは」「もしかして他社が抜け駆けして、大儲けするのでは」など、疑惑や秘密主義に支配された話し合いの場では、大局的な視点に立った判断ができずに、結果として、金融システムの破綻を招き、全員が大損害を被りました。「チームワークの勝利作戦」が成功しなかった根本的な理由は、作戦の内容ではなかったのです[20]。

完全無欠な人間やシステムは想像上のもので、残念ながら現実には存在しません。私たちは、いつも、想定外のトラブルに見舞われ、準備不足の不意を突かれ、慌てふためきます。時には、日頃、何度も繰り返してきた作業やプロセスでさえ間違ってしまうことがあります。レジリエンスの概念が適応される人体、生態系、経済、社会現象、どれもたくさんの要素が複雑に絡み合っています。うまくいかないことや失敗があっても、簡単に、一つの原因だけで説明されることはありません。でも、レジリエンスの高い組織に共通してみられるキーワードの一つは、「信頼関係」です。つまり、信頼関係がない状態では、何も始まらないのです。

3 前提条件②――お互いを許す寛容さ

幸い、医師と患者さんとの間に信頼関係が構築され、回復までの道のりを歩きだしても、いつも順風満帆というわけではありません。この薬が効くはずだと、自信満々で処方した薬が、まったく効果を示さないこともあるのです。また、最初は効果があった薬が、ある日を境に効かなくなってしまう場合もあり、医療の現場では、思わぬ壁にぶち当たることが少なくありません。

うまくいかないときに、ついつい、「あんな薬を出した医師が悪い」とか、「あんなに説明したのに、処方どおり飲んでいない患者さんが悪い」とか、ついつい、お互いを責めてしまうケースもしばしばあります。しかし、それでは医療者と患者の間に、さらに高い壁が築かれ、結果的に、治療という共同作業の質は目に見えて低下していきます。

正直なところ、以前の社会は人の失敗に対して、もう少し寛容さがあったように感じます。私のエピソードになりますが、昔、大学病院での採血は新米研修医の仕事でした。私もご多分にもれず採血をしていました。患者さんの中には、長期に入院し、抗がん剤を使用しているなどで腕の静脈が細くなって、そもそも見当たらないし、やっと血管に入ったと思っても、無理をして血を引くと、陰圧がかかって血管から血液が漏れてしまいます。そんなある日、高齢の女性の患者さんの採血をしていたのですが、なかなか上手くいきません。そうすると、その患者さんが、「いいのよ、先生。気にしなくて。私は、そんなに、もう長くないから、いっぱい失敗して、いい先生になって」と言われました。とても恐縮したと同時に、感謝の気持ちでいっぱいになりました。

今なら、「研修医に失敗されて、こんなに青あざになった」と言われるところでしょうか。では、若い研修医は、どうやって経験を積んでいくのでしょうか？　先ほどの患者さんのときも、思いやりのある言葉をかけられて、私の肩の力が抜けたのか、逆に、採血はうまくいったのです。

医師の仕事は、もちろん、ミスは許されません。尊敬する最後の漢方医浅田宗伯の薬室号「勿誤薬室《ふつごやくしつ》」の「勿誤《ふつご》」は、「誤ること勿《なか》れ」、つまり「誤ってはいけない」という『傷寒論』の条文から取られています。画像の見落としや、処方間違いなど、基本的なミスは論外でしょうが、人は100パーセントミスしない訳ではありません。大切なことは、うまくいかなかった時のサポートと、寛容さだと思います。

症状がよくなっていく途中で、浮き沈みがあると、負の感情を呼び起こしてしまいがちです。理想的には、医師は「せっかく頑張って飲んでくれたのに、効いてなくて、申し訳ない」、患者さんから「そんな気にしなくていいよ、先生。今回は私の体には合わなかったみたい。また、違う治療を考えてください」、「分かりました」と、お互いをいたわり合うようなやり取りができたらと思っています。医療者と患者は、前に進んだり、時には少し後戻りしたりを繰り返しながら、信頼関係を築き、その過程で互いの理解を深めて、治療という共同作業に取り組んでいきます。

いたわり合いは、レジリエンスの誘導に必須です。そのいたわり合いを導くためには、何よりも寛容さが必要なのです。自分が完璧ではないことを思い出せば、寛容になれるかもしれません。失敗は分析するもので、恐れるものではありません。失敗から、さまざまな情報が手に入ります。一緒に上手く乗り越えることによって、信頼関係はより深まっていくのです。

4　前提条件③——多様性

医療現場は、実に多彩な人たちが関わっています。診察室には、医師に看護師さんにクラークさんもいます。漢方に関わる人たちも、薬剤師さん、鍼灸師さんと実に多彩です。レジリエンスが誘導されやすい環境として、多様性が挙げられています。つまり、さまざまな職種の人たちが、患者さんに関わることが大切なのかもしれません。

生態系の多様性のなかでレジリエンスが機能する例としてあげられるのがサンゴ礁です。サンゴ礁には、魚だけでなく、海藻、貝、カニやエビ、プランクトンなどさまざまな海の生物が関わり、気温、水温、酸素濃度、日光の照射時間、波の流れの速さなどの海洋環境のバランスの上に成り立っています。

１９８０年に巨大なハリケーン・アレンが猛威を振るって、ジャマイカのサンゴが大きな被害を受けました。浅瀬のサンゴは壊滅的だったようですが、生態系のレジリエンスが機能し、時間をかけて少しずつ回復していきました。しかし、数年後、サンゴ礁に生息する藻類を食べるガンガゼというウニが原因不明の病原菌に感染して全滅してしまったのです。すでに、藻類を食べる魚はジャマイカの人口増加の影響で乱獲され、かなり減っていたので、あっというまに藻類が大発生し、藻類はサンゴを覆いつくし、サンゴは死滅してしまったのです。カリブの豊かな海の象徴であったサンゴ礁は、ウニの全滅が引き金となり消え去ったのです[20]。

多様性が維持されていれば、仮にウニが全滅しても、藻類を食べる魚が他にいるので藻類の大発生は抑えられたでしょう。もしかしたら、ウニも病気にならなかったかもしれません。ウニの存在は、サンゴ礁全体の生物のネットワークの中では、決して大きな存在ではありません。しかし、魚の乱獲で多様性が損なわれると、一見、小さな出来事でも、サンゴ礁の持つレジリエンスが働かなくなるのです。小さな木片をタワー状に積み上げ一つずつ抜き取っていく、ジェンガという遊びがあります。最初は、一つくらい抜き取ってもびくともしませんが、だんだん不安定になり、それまでなんとか立っていたタワーが、一つの木片を抜き取った途端にすべてが崩れ落ちてしまいます。サンゴ礁の消失は、ウニの全滅が原因ではなく、多様性が失われ、システムが不安定化していたことが問題だったのです。

レジリエンスが発揮される数々の場面には、役割の異なるメンバーとの信頼関係が必ず見られます。すでにご紹介したように、大震災後、選手や監督、ファン、市民が一丸となって日本一になったオリックスと楽天。最近では、「ＯＮＥ ＴＥＡＭ（ワンチーム）」のスローガンのもと、ワールドカップ初の決勝トーナメント進出、ベスト８で大会を終えたラグビー日本代表の例もあります。興味深いことには、ラグビー日本代表は多様性をまさに体現しているのです。ヘッドコーチのジェイミー・ジョセフさん、キャプテンのリーチ・マイケル選手、ともにニュージーランド出身です。ほかにも、さまざまな国から来たメンバーやコーチ、トレーナー、スタッフが集まり、日本代表が続けてきた敏捷性を生かしたプレーやボールを継続していくスタイルを、「ＯＮＥ ＴＥＡＭ」となって体現したのです。スタジアムやテレビで応援していたみなさんも、その信頼関係のすばらしさを目の当たりしたことだと思います。

つまり、レジリエンスが機能するためには、役割の異なるメンバーとの信頼関係が重要です。実際、医療現場では、患者さんは医師には話さなくても、看護師さんやクラークさん達に、いろいろなプライベートなことを話していることがよくあります。そして、スタッフから教えてもらえる、患者さんの、ちょっとした生活歴のヒントが治療に役立つこともあります。そして、漢方薬そのものが、多様な生薬の集まりなのです。一見、効果のなさそうな生薬が組み合わせで効果を発揮することは、すでにご紹介した通りです。

　ここまで、レジリエンスの前提条件について、お話ししました。実は、この仕組みを理解していれば、レジリエンスの誘導に、漢方は絶対必要ではなくなります。ここからは、レジリエンスの実例についてお話しします。

5　レジリエンスのきっかけは、タコのお寿司

　再発性多発軟骨炎（ＲＰ）患者の会のトモヨさん（仮名）からは、こんな興味深い話を聞くことができました。

　トモヨさんはＲＰを20代後半で発症し、10年が経ちました。病状が良い時も悪い時も過ごし、家族や信頼できる主治医もいて、退職や復職も乗り越え、「何が起きても気持ちは自分でコントロールできるだろう」と思っていたそうです。

　ところが、数年前に、両股関節痛と腰痛の症状が出現し、予想外の痛みとの闘いが始まりました。ＲＰの炎症で痛みには、これまでも耐えてきたつもりだったそうですが、新たな部位の痛みで、日常生活の多くのことで、たくさんの人の手を借りなければいけなくなったことに、とてもショックを受けました。寝返りが打てない、着替えができない、自力で歩けない、まさかという感じだったそうです。最悪の状態を脱しても、日常の歩行に松葉

杖を使っての生活が続きました。

そうして気づいた時には気持ちがどん底まで落ち込んでいたそうです。誰とも話す気持ちになれず、ただ灰色の日々が過ぎてゆくのです。せっかく元気になった自分に自信がついてきたのに、周りの人ができて、自分ができないこと。以前の私ができて、今の私ができないこと。「できないこと」ばかりが目に付くようになってしまいました。元に戻りたい、気持ちは焦るばかりで解決法も見つからず、体も思うように動かなくなっていったそうです。トモヨさんは食べることが大好きなのですが、この時期は「美味しい」「食べたい」と思うことも、すっかりなくなっていました。

そんな出口が見つからない毎日に思わぬ転機が訪れました。ある日、ふらっとデパート地下食品店に立ち寄り、なんとなくお寿司を買って帰ったそうです。そうして家に帰り、そのお寿司を口にした時「あ、美味しい」という感情が心の底から湧き上がってきたのです。そのネタは、トロでもイクラでもなく、タコのお寿司でした。

同じころ、参加するはずだった難病の患者会のイベントに集まった方々から、トモヨさんの不参加を心配して「トモヨさん元気？　大丈夫」という声が、たくさん届いたのです。

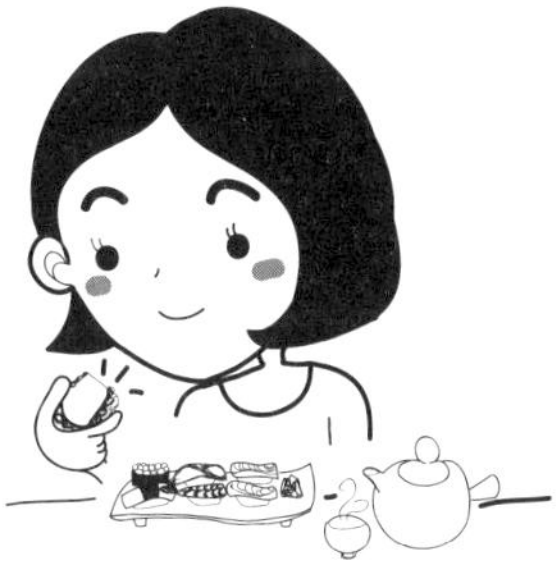

その時、「できないことばかりじゃない。たくさんの人たちが周りにいて、応援してくれる。これが、私の宝物なんだ」ということに気づくことができたそうです。

タコのお寿司と周りの人たちからの励ましが届き、それからはだんだんと気持ちが落ち着き、いつのまにか、あんなに苦しんでいた痛みもよくなり、以前の体調を取り戻していったそうです。トモヨさんのお話しを伺っていると、タコのお寿司を食べて、美味しいと思った、その瞬間に、カチッと、レジリエンスのスイッチが入り、周囲の人たちの励ましと適切な治療で、回復へと舵をきることができたのだと思います。

このタコのお寿司のお話しは、レジリエンスという仕組みを動かし始めるにはささやかすぎるように感じるかもしれませんが、人は案外ちょっとしたことで、大きく変わることがあります。ノーベル文学賞候補にも挙がる村上春樹さんは、神宮球場の外野で野球を観戦していた時、ヤクルトの外人選手だったヒルトンがヒットを放ち、その際に響いた快音を聞いた瞬間、「作家になろう」と思ったそうです。音楽や映画、小説や絵画、思わぬ人から掛けてもらった一言など、みなさんにも心当たりがあると思います。これらに触れた瞬間、「回復しようとする力」レジリエンスのスイッチが入り、その仕組みが無意識に動き出すのです。

6　若宮さんの挑戦——発症

次に紹介するのは、元日本代表の卓球選手、若宮《わかみや》三紗子《みさこ》さんのお話しです。若宮さんは、卓球選手としての現役時代、全日本選手権、女子ダブルスで4連覇、混合ダブルス優勝、シングルスでも、卓球ワールドツアー・ハンガリーオープン優勝など、輝かしい競技歴をもつ方ですが、同時に、若宮さんは、国の指定難病の一つである全身性エリテマトーデス（ＳＬＥ）を患いながら競技生活を続けた方です。若宮さんは、ご自身の経験を新聞で公表されたので、ご存じの方もいるかとお思いますが、ここでは、外来主治医として、彼女の頑張りを応援させてもらった私の目線から、この本のテーマであるレジリエンスに焦点を当て、若宮さんの挑戦をみなさんにお伝えしたいと思います。

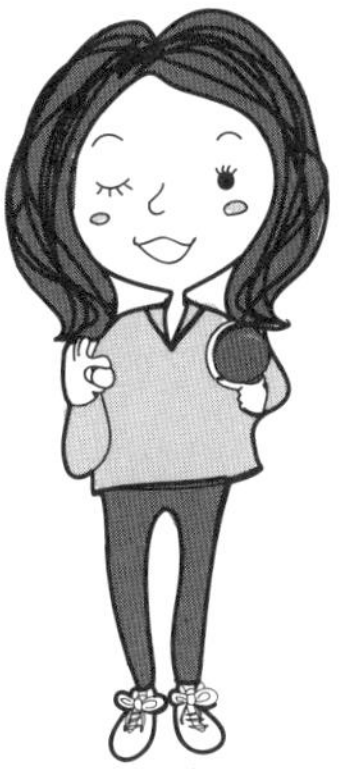

私が、若宮さんとお会いしたのは、２０１２年7月でした。その前に、ある教授の先生から、有名な卓球選手が膠原病《こうげんびょう》疑いなので、対応してほしいという依頼がありました。発

症時の症状は、原因不明の発熱でした。２０１２年ジャパンオープン荻村杯ダブルス優勝の後から、若宮さんは、39度台の発熱が続き、香川の実家に戻ったのです。幼いころから見てもらっている先生の的確な判断で、ステロイドの点滴を受け、その後ステロイド内服に切り替えられました。その後、ようやく熱は改善し、熱の原因を精査する目的で、大阪大学医学部附属病院の私の外来に紹介されました。

スポーツ選手と聞いていたので、初めてお会いした時は、華奢でかわいらしい感じの方だなと思いました。問診をしてみると、症状としては、強い日光過敏症がありました。日光過敏症とは、普通の人なら軽い日焼け程度の紫外線でも、皮膚が真っ赤に炎症を起こし、全身の倦怠感が出現し、ひどいときには、熱が出てしまう症状です。血液検査をしたところ、残念ながら、ＳＬＥの診断基準を満たす結果となりました。後日、検査結果を、ご本人、スタッフの皆さんにお伝えしました。そもそも、ＳＬＥという病気を多くの一般の方は知らないので、若宮さんも、すぐにはピンとこなかったようです。ただ、同席していたお母さんは、とてもショックだったようです。そして、若宮さんが、国の指定難病であるＳＬＥであるという衝撃は、日本の卓球協会の関係者に、密かに広がったのです。

ＳＬＥという病気は、いまだに怖い病気というイメージが残っていると思います。ＳＬＥは、尿蛋白・血尿が出現する腎炎、心臓・肺に炎症が起こり水が貯まる心膜炎・胸膜炎、肺の血管が狭窄する肺高血圧症など、重症な内臓障害を合併すると命に関わることがあります。私は、子どものころ、手塚治虫先生の『ブラック・ジャック』が好きで、よく読んだのですが、その中に「未来への贈りもの」というお話しがあります。ＳＬＥに侵された女性が、同じく、難病の男性と恋に落ちるのですが、病は進行していきます。その時に、ブラック・ジャックが、モスクワ科学アカデミーの研究、人工冬眠装置を二人にプレゼントし、いつか病気の治療法が見つかるまで、二人がモスクワで一緒に眠っているというお話しです[43]。この作品が発表されたのが１９７９年、約40年前ですが、そんなに前ではありません。しかし、この40年で、ＳＬＥという病気の治療は、劇的に変化しました。ステロイドの安全な使い方、複数の免疫抑制剤の開発、分子標的薬の開発、感染症予防対策、ステロイドによる骨粗しょう症や胃潰瘍への対策、そして免疫に関連するＢ細胞活性化因子（ＢＡＦＦ）を抑える生物学的製剤も開発されました。ＳＬＥの患者さんは、もう冷凍保存で待つ必要はないのです。手塚治虫先生の願いは達成されつつあります。

私は、ＳＬＥの患者さんには、「病気は大変ですが、きちんと治療を行っていけば、進学、就職、結婚、出産、女性としてのライフステージを、多くの方と同じように歩んでいけますよ。もちろん、うまくいかないこともありますが、一緒に頑張っていきましょう」とお伝えしています。幸い、若宮さんは、腎炎などの臓器障害を合併していませんでした。

これには、正直ほっとしました。腎炎があると、激しいトレーニングは難しいからです。普通なら、日焼けに注意して、食事は和食中心にしてなど、細かく生活指導をしていくのです。しかし、若宮さんは、ランニングなどで日焼けするとしんどくなるので、日陰を走るようにしていました。また、冷たいものや甘いものを食べると体調が悪化することも感じていました。若宮さんは、非常に鋭敏な感覚を持っているようで、とても驚いたと同時に、自己管理の意識の高さに、患者さんとしては、十分普通の人と同じようにライフステージを歩んでいけると確信を得ました。

ただ、大会に参加することが目標ではなく、世界と戦い、その中で結果を残さないといけないとなると、正直、分かりませんでした。なぜなら、激しいトレーニングやプレッシャーがかかると、内因性のステロイド分泌が必要になってきます。その仕組みについては、すでに、ご説明した通りです。そのストレスによる内因性のステロイドのアップダウンは、SLEの患者さんの病状を悪化させる可能性があります。SLEを患いながらトップアスリートを続けたという話も聞いたことがありません。若宮さんの誰にも知られない挑戦が始まることになりました。

7　若宮さんの挑戦——病気と卓球に向き合う

若宮さんは、そのころ、正直なところ、ＳＬＥと分かってほっとしたそうです。周囲に練習をさぼっていると思われるのが辛かったそうです。これまで、激しい練習を繰り返してきた自負があったので、正直、できたらいっぱい練習がしたかったそうです。でも、練習をやり過ぎると、次の日に耐えられないほどの倦怠感が襲ってきました。そこで、まず、練習量の設定が必要でした。重要な大会に向けて、倦怠感の出ない継続可能な練習量の設定です。当然、練習量は激減します。そして、長時間のランニングなど、不必要に心拍数を上げる練習も避ける必要がありました。心肺機能は上がりますが、疲れは炎症性サイトカインが上昇する可能性があるからです。日本生命の竹谷康一コーチは、とても柔軟な方で、根性論ではなく、無理をせず、練習の質を高める方法を一緒に考えてくれました。

練習量を増やせるような体になるためには、体幹を強くする必要があります。私たちが走ったり跳ねたりすると、体は揺れています。特に、脳や内臓の、長時間の揺れは、結果的に疲労となって現れてきます。体幹が安定すると、その振動を受け止めることができ、疲れにくくなります。体幹のトレーニングは若宮さんにとって、とても単調で、「退屈～」

と叫びながらやっていたそうです。トレーニングとしては、プランクを1分間×2セット、サイドプランクを30秒×2セットを、病気になった最初の1年間は週6で練習前と練習終わりにやったそうです。その後は、卓球の試合につながるように、体を動かしながらの体幹トレーニングも追加しました。腹筋回りは、入念に鍛えました。地道なトレーニングは、後に結果として現れてきます。

栄養面に関しては、改善が必要でした。体を動かし続けていますので、たんぱく質、カロリーなど絶対量が必要になります。質の良い筋肉を増やしていく必要もあります。しかし、食べ過ぎると胃腸の調子が悪くなります。若宮さんは、もともと偏食で、栄養面には無頓着だったそうです。寮での食事も、お肉とご飯だけ、野菜一口という感じでした。それが、自分から、関西のラグビーチームの栄養指導をしている管理栄養士の先生に連絡し、栄養指導をお願いするようになったのです。和食中心に、自分の体と相性のよい食べ物を探していったのです。

それでも、チームメートは、仲間でありながら、同時にライバルなのです。明るい体育館でチームメートのみんなが練習に励んでいるときに、暗い寮の部屋でポツンと一人でいると、言いようのない感情が襲ってきたそうです。これは、患者さんに共通する体験です。病気で不自由なことやつらいことは、みなさん意外と我慢できたり、耐えられたりするのです。しかし、元気で、何の制約もないクラスメートや友人、同僚などに会って、自分も目指していたことに取り組んでいる姿や輝いている様子を見聞きすると、急に、自分の失ったものや、不自由なことに気が付くのです。「当時は、自分の感情を理解できませんでしたが、今になれば、一人だけ置いて行かれているような孤独感、疎外感からくる悲しみだったと思います」と、現在の若宮さんは、冷静に話しています。「よかったのは、落ち込むことをやめなかったことかもしれません。逆に、一人で、わざと悲しい映画を見て、泣きまくったら、なんで泣いていたのかなという感じになりました」。

そんな姿は、コーチや監督には、少しも見せずに、戦いの場である練習場に向かいました。「病気で大変だと思うと立ち止まってしまう」と練習場では、無心で練習に取り組み、無駄に感情を動かさないようにしました。

若宮さんは、オリンピックという目標に向けてSLEという病気と向き合って、精神的な強さを手に入れたのです。まさに、マインドセットです。今回、改めてお話を伺い、若宮さんがマインドセットが変化した瞬間を聞くことができました。所属していた日本生命総監督上村恭和さんは、心から若宮さんの病状を心配していました。後に、私も一度、監督にお会いしましたが、若宮さんを見守る表情で、監督の温かい人柄が伝わってきました。

村上さんとスタッフのみなさんで、若宮さんの今後の選手生活を続けていくべきか話し合いになったとき、村上さんからは、「正直、卓球はやめて欲しい。生きて欲しい」と言われたそうです。その時に、若宮さんは、自然と心の奥から、「私、卓球やめません。卓球好きだから」という言葉が出てきたそうです。それまでは、どこかで、卓球はやらなければいけない、どこかで、やらされているという感じがあったそうです。でも、やめてもいいよと言われたときにはじめて、若宮さんにとって卓球は大好きなものになったのです。

8　若宮さんの挑戦——世界へ向けての奮闘

ＳＬＥと向き合い、対策は着々と進んでいきました。メンタルの強さも上がってきました。しかし、競技者という現実は過酷です。国内だけでなく、ワールドツアーなどで海外遠征もありました。海外遠征の長時間の飛行機移動が容赦なく若宮さんの体力を奪っていきます。機内の空気の乾燥もよくなかったようです。12月の中国遠征の後に、再び、40度の高熱がでたのです。今回も、ステロイドの点滴と、その後のステロイドの内服治療を必要としました。

本来なら、補中益気湯《ほちゅうえっきとう》をはじめとする補剤などを中心に使いたいところなのですが、残念ながら、日本アンチ・ドーピング機構では、漢方薬の使用を認めない方針でした。私は、若宮さんが競技生活を続けるなら、ステロイドの継続治療が必要と判断しました。日本卓球協会のナショナルチームドクターでありドーピングコントロール委員長である松尾史郎先生のアドバイスのもと、日本アンチ・ドーピング機構に書類を提出し、プレドニンは継続内服としました。松尾先生は、若宮さんが引退するまで、どの薬物治療がドーピング違反なのか、ドーピング知識のない私に適切なアドバイスをしてくださいました。私は、プレドニンを徐々に調整しながら、プレドニン10ミリグラム継続の状態で、若宮さんは、全日本選手権を迎えることになりました。いよいよ、競技生活が継続していけるか、最初のヤマ場が訪れたのです。今だから話せますが、ステロイドを継続した状況でＳＬＥが悪化したら、競技生活は難しいと内心思っていました。

卓球関係者の方には申し訳ないですが、私は、普段、卓球をあまり熱心に見ませんでした。しかし、２０１３年の全日本卓球は、すごくドキドキしながら、テレビで見ていました。若宮さんは、藤井寛子選手とのダブルスペアで、見事4連覇を達成したのです。よかった、競技は続けられそうだなと思いました。世界卓球の出場も決定しました。しかし、その後、オーストラリア遠征で、倦怠感と下痢に襲われます。体重も2キロくらい減りました。その後、なんとか体重は戻りましたが、このころの若宮さんは、世界卓球に向けて目に見えない重圧と戦っていました。なかなか寝付けない。家族も含め、誰にも相談したくなくなり、どんどん孤独感が強くなっていきます。精神的に憂鬱になり、そんな自分が嫌で、また部屋で泣いてしまいます。そんなことの繰り返しだったそうです。また、練習中にレイノー症状のためか、指先がしびれるような感覚にも悩まされました。SNSを介して、さまざまな相談がありましたが、若宮さんは、最後に、乗り切るしかない状況と分かりましたと、力強く返信してくれました。

2013年5月の世界選手権の試合が始まる前には、朝起きると、吐き気、頭痛、めまいと疲労感を感じながらも、ステロイドを内服し、体調を整えていきました。結果としては、女子ダブルスでベスト8、混合ダブルスベスト16の成績を残すことができたのです。混合ダブルスでは、優勝ペアに惜敗でした。メダルにはもう一歩のところまできているので、スタッフのみなさんはとても残念だったそうです。

若宮さん自身も、病気から立ち直り、ここまでできたことに手ごたえを感じたようです。自信をもって、

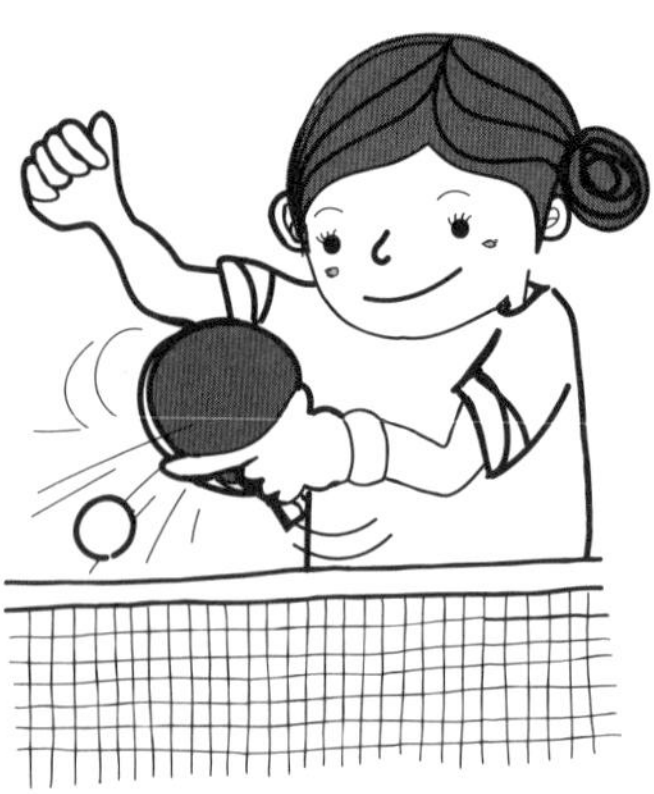

競技生活に取り組むことができるようになりました。

周囲のサポートも心強かったようです。愛ちゃんの愛称で親しまれる福原愛選手とは、２０１４年からはダブルスのペアを組んでいました。福原選手は、遠征先に大量の日本食をもちこみ、薬の袋を持っている若宮さんの姿を見て彼女の異変に気づき、とても気にかけてくれたそうです。「私で力になれるのなら、病院を紹介してあげるよ」など、いろいろ声をかけてくれたのです。

日本生命の竹谷コーチは、私の診察の際は紫外線の影響を気にして、送り迎えをしてくれました。競技のプレッシャーでイライラした時には、居酒屋に行って、いろいろ話を聞いてくれたそうです。別に、何かを話しているわけではないのですが、若宮さんの大好きなお酒を飲んで、時間を過ごすうちに、また、心の整理がついていったのです。トレーナーの方も、普通なら1時間のところを、2時間施術をしてくれることもありました。若宮さんは、チーム環境に恵まれたと、日本生命の方々に今でも感謝しています。でも、私から見ると、前向きに頑張る若宮さんの姿が、周りのサポートを引き出したのかもしれないと思っています。

ここまでの経過で分かるように、レジリエンスが誘導されるために必要なステップであるマインドセットの変化、チャレンジ反応、そして、上手くいかないときのいたわり合い、信頼関係。すべての条件がそろってきました。やはり、成績もついてきました。2014年のジャパンオープン荻村杯で、福原愛選手とのペアでダブルス優勝しました。苦手だった海外遠征も、どの地域で調子が悪くなるのか、対策が少しずつ分かってきました。体調に合わせて、ステロイドの量を調整しながら、2014年のシーズンを乗り切ることができました。そして、いよいよ、オリンピックの日本代表が決まる2015年シーズンが始まりました。それまで、卓球ワールドツアーで、シングルスで優勝したことはありませんでした。2月になって、関節症状などがありましたが、ハンガリーオープン女子シングルスで、見事優勝することができたのです。夢は、もう一歩のところまで近づいてきていました。

9　若宮さんの挑戦——まぼろしの試合でみせた奇跡

スポーツの世界を見ていると、新たな選手の登場で、それまでの勢力地図がガラッと変わってしまうことがあります。2015年の日本の女子卓球の世界は、まさに、そんな年でした。伊藤美誠選手が、3月にドイツオープン・女子シングルスにおいて史上最年少記録で初優勝したのを皮切りに、世界の舞台で大活躍を始めたのです。その活躍は、ＩＴＴ

Fスターアワードにおいて、その年に最も躍進した選手に贈られる「ブレークスルー・スター」を受賞するほどでした。

２０１５年4月の世界選手権では、若宮さんは、女子ダブルスで福原愛選手とのペアでベスト8と、調子はまずまずでした。同大会で、伊藤選手は、シングルスベスト8と日本人最高の成績で新人賞を受賞しました。オリンピックに向けて、思わぬライバルの出現です。そして、二人は、5月のベラルーシオープン・女子シングルス決勝で激突することになったのです。今は、過去の試合をネット上で見ることができます。ここで勝たないと、オリンピックに向けて、ポイントの上で厳しい、勝たなければいけないというプレッシャーのせいか、若宮さんの表情が硬いことが分かります。気のせいか、ミスが多いように感じます。一方、伊藤選手は、若さと勢いでぶつかってきます。その勢いに押され、勝敗は、残念な結果となってしまいました。さすがの若宮さんも、「もういいや、ポイントなんて知らない」と気持ちが折れた感じになったそうです。実際、その後、息苦しさを感じるなど、軽く体の変調も感じました。でも、若宮さんは、また、気持ちを立て直して、競技生活を続けたのです。その努力は、11月のスウェーデンで発揮されます。

若宮さんにとって、スウェーデンは、以前から相性のいい場所でした。しかし、予選を勝ち抜き、決まった本選の相手は、最強の相手、李暁霞《りぎょうか》選手でした。李選手は、２０１５

年当時、中国女子卓球界のエースでした。李選手は、ロンドンオリンピック金メダリストであり、世界選手権、ワールドカップ、すべてで勝利し、中国で言われる大満願を達成した絶対的存在です。リオオリンピックでは、決勝で中国の丁寧《ていねい》選手にフルセットの末敗れ銀メダルでした。当時の日本のエースだった福原愛・石川佳純両選手にもシングルスでそれぞれ対戦していますが、6勝1敗、7勝0敗と圧倒的な強さを見せていました。お二人のファンの人が、気分を害したら申し訳ないですが、李選手は、それくらい強敵で、日本の選手の前に立ちはだかる壁のような存在だったのです。

この組み合わせは、普通に勝てるわけがない相手です。李選手は、若宮さんとは、2015年世界卓球選手権女子ダブルス準々決勝で対戦しただけで、シングルスでは対戦しておらず、特に、若宮さんのことはよく知らなかったようです。もしかしたら、調整程度の相手と考えていたかもしれません。若宮さんは、スウェーデンオープンでは、なぜか、毎年早い段階で中国人選手との対戦が多かったので、2015年の時も、きっと中国選手が来るという心の準備をしていたため、大きな驚きはありませんでした。試合は、体育館の端っこ、1回戦なので、観客もほとんどいません。誰もが、李選手が勝つと思っているので、個人が記録する以外、公式の映像の準備もありません。そんな状況の中で試合は始まりました。

若宮さんは、試合前、相手がナーバスになっているのを感じました。そのとき、コーチと「周りがどんなに勝てないと思っていても、私とコーチの二人だけは勝利を信じて試合しよう」と話してから、コートに入りました。不思議と心は落ち着いていました。若宮さんは、技術的な工夫や作戦は、もちろん考えていましたが、何よりも強い相手なので、どんな状況でも強気で行こうと気持ちをコントロールしたのです。第1ゲームから、その強気がうまくはまります。11対6と第1ゲームを先取します。でも、相手は、世界チャンピオン、すぐに第2、第3ゲームを取り返してきます。第4ゲームは、若宮さんが取り返します。すると、世界チャンピオンの心に火がついて、第5ゲームは11対1と粉砕されます。以前なら、ここで気迫に押されたかもしれませんが、1点しか取れなくても、コーチが、「まだまだ攻めよう」と言ってくれたとき、素直に「攻めるしかないな」と心を切り替えられたのです。

終盤の勝負どころで若宮さんは、興奮しているのではなく、落ち着いている、湖が何の波紋もなく凪いでいるような感じになり、余分な音声や考えは浮かんでこない心の状態、禅で言われる明鏡止水《めいきょうしすい》と呼ばれる心理状態になったのです。第6ゲームを取り返し、最終ゲームです。残された映像を見ると李選手がナーバスになっているのが伝わってきます。10対7、若宮さんのサービスです。この1ポイントを取れば勝利です。しかし、ラリーの後、ネットに引っ掛けて10対8。若宮さんは、落ち着いて、ブレイクを入れ、タオルで手を拭いてからゲーム再開です。李選手のサーブです。若宮さんのレシーブを、李選手は、強烈にクロスに打ち返します。そのボールを、若宮さんは、ストレートにコート左端ギリギリに打ち返しました。その瞬間、球がスローモーションで見えて、相手のコートに入る瞬間まですごくゆっくり時間が流れたのです。若宮さんが、ゾーンを体感したその瞬間、渾身の一球が決まり、若宮さんは、世界チャンピオンに勝利したのです。

10 若宮さんの挑戦――エピローグ

この試合は公式映像がなく、関係者の間で、まぼろしの試合と呼ばれています。そのまぼろしの試合で、若宮さんは、フルセットの末、世界チャンピオンに勝つという大仕事をやってのけました。その結果は劇的なものですが、その後の試合で若宮さんは負けてしまったので、日本では、特にニュースになることもありませんでした。しかし、若宮さんにとっては、現役時代、シングルスで勝ってとてもうれしかった試合として心に残っているのです。なぜなら、若宮さんが続けたさまざまな努力が結集した試合だったからです。病気と向き合い、普段の練習から、心を無心に、無駄に感情を動かさないように努め、体幹を鍛え、栄養を気遣い、限られた時間で技術を高めるトレーニングを行ってきました。その結果、心の落ち着きを手に入れ、ゾーンを体感する勝利の瞬間を迎えたのです。若宮さんが限られた条件の中で続けた、世界一の努力の結果だったのではないかと思います。

患者さんは、何気ない日常を取り戻すために、時にはつらい治療を続けています。関節リウマチの患者さんが、前と同じように、包丁を使えるようになった、痛みを感じないで、日常生活ができた。SLEの患者さんが、周りの同僚と同じように仕事ができるようになった。レジリエンスがみちびく奇跡が現れる場所は、声援が鳴り響き、スポットライトの当たるセンターコートのような場所ではありません。みなさんの日常のありふれた場所なのです。だれも、誉めてくれないかもしれませんが、その瞬間を宝物として大切にしてくれたらと思います。もちろん、山あり谷ありですので、みなさんが、宝物の瞬間を忘れそうになったら、スウェーデンの体育館の端っこの会場で、若宮さんが起こした奇跡を思い出してくれたらうれしいです。

若宮さんには、神様は、ちゃんと、ご褒美も用意してくれていました。活躍が認められ、2016年世界選手権の団体メンバーに選ばれたのです。若宮さんは、この世界選手権では、お世話になったみんなのために、全力でサポートに回ろうと、心に決めていたそうです。もちろん、試合も全力で戦い、予選のブラジル戦ではメンバーの一人として役割を果たし、試合に勝利しました。この大会は、テレビで中継されていたので、私もテレビ観戦して、日本を応援しました。トーナメントに入り、選手福原選手にアドバイスをしたり、選手たちに声援を送る若宮さんの姿をテレビから見ていると、なぜか胸が熱くなるものがありました。「誰よりも頭を使って卓球してきたから、いろいろアドバイスできたと思います」と若宮さんは話していました。日本代表は、一丸となって戦い、見事銀メダルを獲得しました。帰国後、若宮さんは、診察の時に銀メダルを持ってきてくれました。その時に、診察室で記念の写真を撮りました。私は、この写真が気に入っています。若宮さんも、やりきった清々しい笑顔で写っています（写真）。

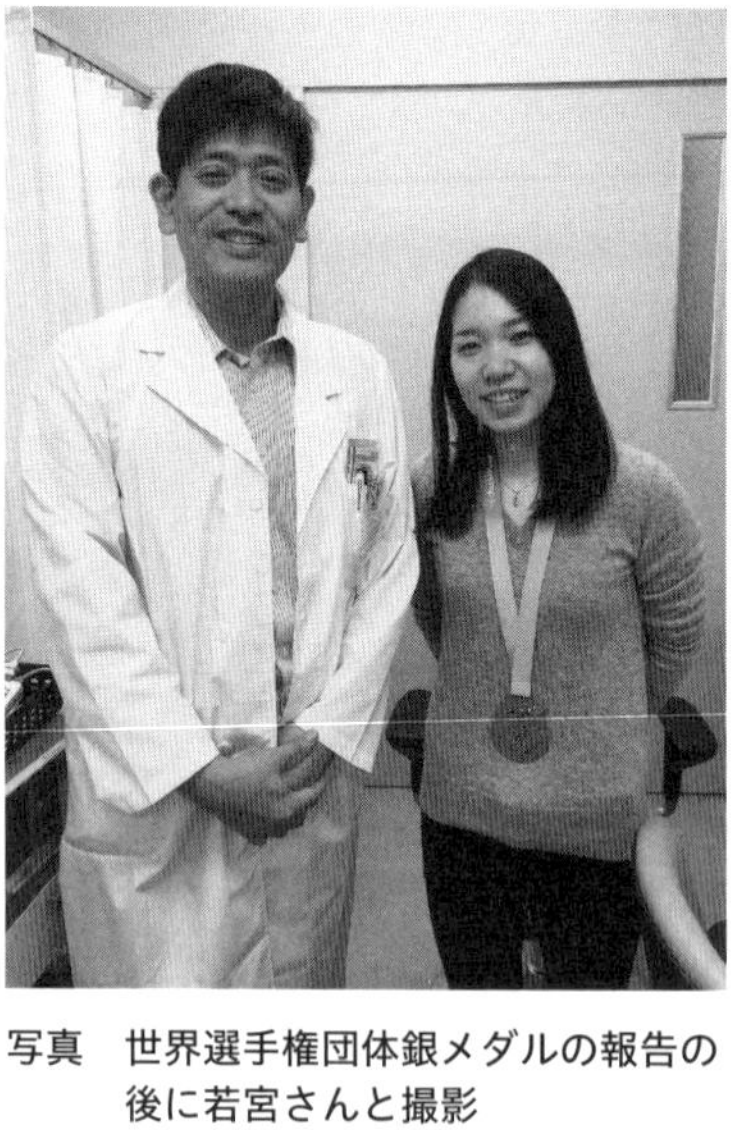

写真　世界選手権団体銀メダルの報告の後に若宮さんと撮影

病気のほうは、その後、海外遠征もなくなり、練習強度も落とすことができましたので、徐々にステロイドは減量できました。また、日本代表を外れ、ドーピング対象ではなくなったので、漢方治療を開始できるようになり、体調管理は以前より、ずいぶん楽になりました。2017年2月には、ステロイドは中止することができ、漢方薬が中心になりました。2018年3月に若宮さんは現役を引退し、日本生命を退社しました。

若宮さんの挑戦は、終わりを告げました。本当の目標には届かなかったかもしれませんが、若宮さんは、大きな成長を遂げることができました。その努力は、必ず、これからの人生に生かされると、私は信じています。そして、若宮さんが、勇気をもって病気を公表してくれたことに、一人の医療者として心から感謝しています。必ず、同じような病気の人たちを励ましてくれることになると思います。

11　レジリエンスを知って生活を豊かにする

ここまで、レジリエンスが導き出されたときの実例を挙げて、みなさんにご紹介しました。レジリエンスが起こす奇跡は、小さな出来事をきっかけに始まることもあれば、長年積み重ねた努力の上に現れることもあります。私は、是非、レジリエンスの仕組みを、多くの患者さんに知ってもらいたいと思っています。

昔、映画監督として有名な大島渚さんが書かれた若者向けのエッセイを読んだことがあります。「不可能性の発見」という題だったと思いますが、青春時代にさまざまなアルバイトをし、人生経験を積んで、監督は、こんな風にはなれない、不可能性を発見したそうです。それは、ネガティブな意味ではなく、自分を見つめて、結果的に、自分ができそうなことがみつかるという趣旨の内容でした。

病気になってしまうと、まさに、不可能性の発見の連続だと思います。こんなこともできない、あんなこともできない、絶望的になるのは当然です。トモヨさんや、若宮さんの例でも、そうでした。みなさん、一度は、大きく落ち込むのです。しかし、ある瞬間から、お二人とも、応援してくれる人たち、支えてくれる人たちに気づき、できることを足場に、自分を変えていくのです。そして、新たな夢や目標に向かって動き出したのです。病気になったとき、もちろん、誰もが元の状態に戻ることを考えます。運よく戻ればよし。戻れなければ、もう、あきらめるしかない。でも、すべてをあきらめなくてもいいのです。レジリエンスの考え方の興味深いところは、病気になって、元の健康の状態に戻ることが回復ではないのです。病気になった新しい自分を受け入れ、新たな自分を探していくことがレジリエンスなのです。新しい自分には、さまざまな制限があるかもしれませんが、同時に、さまざまな可能性があります。今まで経験していない出会い、趣味、仕事に出会えるかもしれません。そうすれば、みなさんの生活もきっと、より豊かになっていくと思います。

漢方なるほどコラム⑩

超高齢社会における漢方の役割について①

日本は、世界の中で先駆けて、超高齢社会に直面しています。超高齢社会が直面する緊急の課題は、介護・寝たきりの高齢者の増加です。フレイルとは、介護前段階を意味する用語として、２０１４年に日本老年医学会より提唱されました。フレイルは、老化による筋肉量の減少などを意味するサルコペニアなどの身体面、うつや認知症などの精神面、孤独や閉じこもりなどの社会面の三つからなります。フレイル対策には、この三つの面をコントロールしていく必要があります。高齢者は、高血圧や糖尿病など多くの合併症を有していますので、フレイルのコントロールのために、一つ一つ薬剤を使用すると、ポリファーマシーという、多くの薬剤の服用による有害事象が引き起こされる可能性があります。漢方薬は、さまざまな症状を、一つの薬で治療できますので、フレイル対策において、漢方は、大きな役割を果たせるのではないかと期待されています。その背景と私の研究室での取り組みをご紹介します。

漢方は、もともと不老長寿を目指した医学です。代表的な中国の医学古典である『黄帝内経素問《こうていだいけいそもん》』には、男女の成長から老化への記載が認められています。老化による症状として、「筋骨解堕《きんこつかいだ》し、天癸《てんき》尽《つ》く。故に髪鬢白く、身体重く、行歩正しからず」（筋骨が弛んで筋力が低下し、生殖能力が衰え、髪は白くなり、体は重くなり、歩行はよろけてくる）（筆者意訳）、とフレイルの概念にあたる記載がすでに認められています。つまり、漢方の考え方には、フレイルの問題解決のヒントが存在しているのです。

　漢方には、五臓概念と呼ばれる独特の考え方があります（第2章第8節図12）。漢方における腎とは、「kidney」ではなく、泌尿・生殖器系を指し、加えて、腎は先天と呼ばれ、父母から受け継いだ生命力を意味します。ヒトの成長、発育、生殖に影響を与える生命エネルギーを「腎気《じんき》」と呼び、加齢により減少し、「腎虚《じんきょ》」の状態になると、腰痛や下肢のしびれ、脱毛、耳鳴り、皮膚の乾燥、排尿障害などが出現すると考えられています（図26）。腎虚を治療していくためには、腎気を補う方剤、いわゆる補腎剤として、六味丸《ろくみがん》、八味地黄丸《はちみじおうがん》、牛車腎気丸《ごしゃじんきがん》などが用いられます。

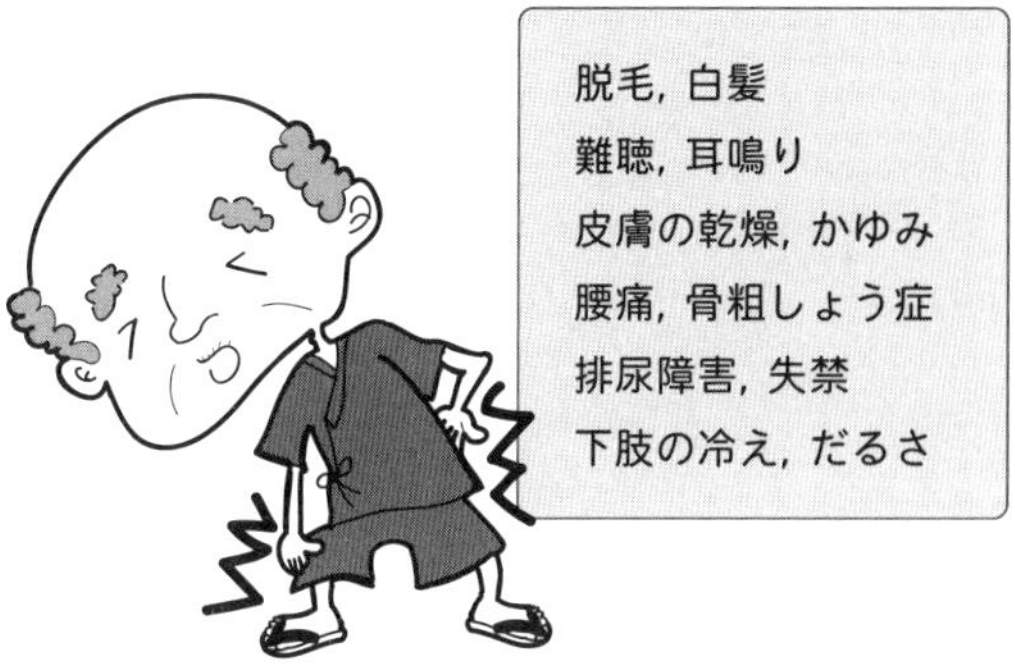
脱毛，白髪
難聴，耳鳴り
皮膚の乾燥，かゆみ
腰痛，骨粗しょう症
排尿障害，失禁
下肢の冷え，だるさ

図26　漢方における腎虚の症状

漢方なるほどコラム⑪

超高齢社会における漢方の役割について②

フレイルを引き起こす要素の中でも、サルコペニアは、寝たきりを引き起こす重要な因子として注目されています。サルコペニアになると、瞬発力をつかさどる速筋が萎縮し、持久力をつかさどる遅筋が増加すると言われます。サルコペニアは、加齢に伴うさまざまなホルモンの低下や炎症に加え、栄養状態の悪化、糖尿病などの慢性疾患も関与することが知られています。しかし、サルコペニアに対する治療介入の検討では、サプリメントでは効果が不十分で、男性ホルモンや女性ホルモンによる介入はがん化の問題があり、新たな治療手段の開発が望まれています。私は、サルコペニアを、腎虚《じんきょ》の一症状ではないかと

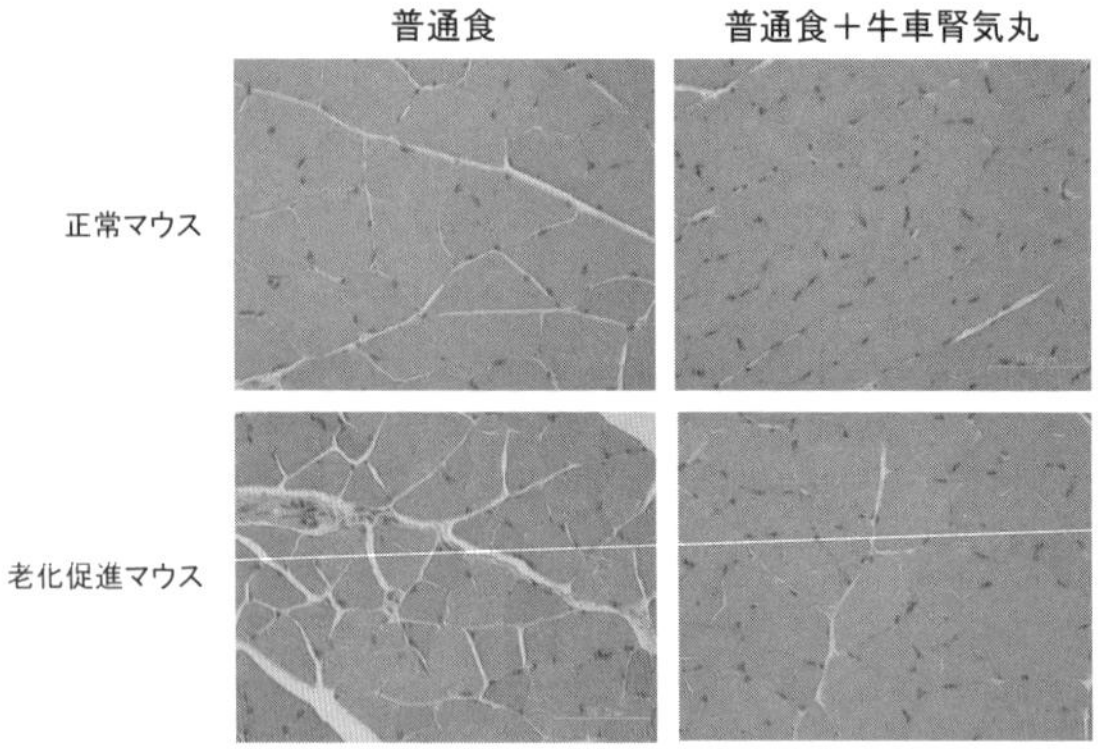

図27　牛車腎気丸を30週間服用した老化促進マウスのふくらはぎ（腓腹筋）の細胞。筋萎縮と線維化（左下写真）が、予防される（右下写真）。

考え、代表的な補腎薬である牛車腎気丸《ごしゃじんきがん》の抗サルコペニア効果を検討しました。

研究には、正常なマウスより、老化が促進されるマウスの中で、認知記憶障害のモデルとしての性質を維持してきたマウスを使いました。生まれて8週目から、老化促進マウスに牛車腎気丸を餌に混ぜて服用させ、38週まで飼育し、ふくらはぎ（腓腹筋）の筋肉の組織を調べました。結果は、写真で示すように劇的でした（図27）。牛車腎気丸を服用していない普通食の老化促進マウスは、筋肉が著しく萎縮していたのですが、牛車腎気丸を服用させると、正常に老化するマウスと同じレベルまで筋肉の萎縮が改善していました（図27右列）。速筋と遅筋のバランスの改善も確認され、サルコペニアの改善が明らかになったのです。その後、さまざまな研究と検討によって、牛車腎気丸の成分が、筋肉の細胞内で抗

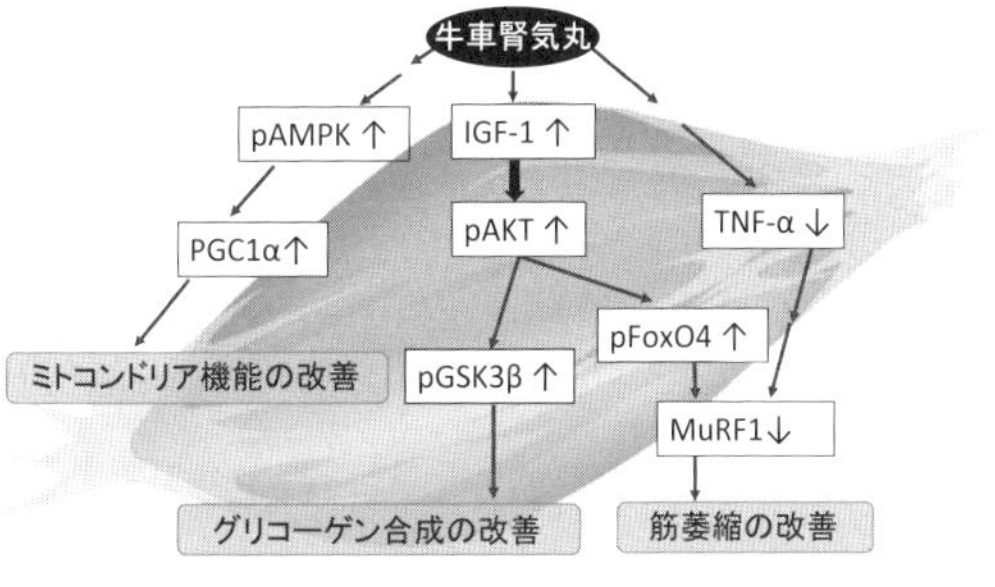

図28　牛車腎気丸の抗サルコペニア効果の作用機序
牛車腎気丸は、三つの経路を介して抗サルコペニア効果を示す。(Kishida et al. *Phytomedicine* 2015)

サルコペニア作用を示していることを明らかにすることができました(注)(図28)。その成果が認められ、平成29年特許庁より「筋の老化防止用組成分」特許第6088044号として特許が認められました。漢方薬としては、基礎的な解析から、新たな用途特許が認められた初めてのケースになります。

(注) インスリン/IGF-1シグナルを改善し、グリコーゲン合成の改善、筋萎縮の改善、AMPKのリン酸化の改善からミトコンドリア機能の回復、炎症性サイトカインであるTNF-αの発現を低下させるなど、複数のシグナルバランスを改善させる。[44]

漢方なるほどコラム⑫

超高齢社会における漢方の役割について③

高齢者の痛みは、リハビリの遅れや運動量の低下を招き、結果的に、サルコペニアやフレイルを進行させます。漢方では、「腎気《じんき》」は骨の成長や働きをコントロールし、骨の中にある髄《ずい》を生じさせると考えます。脊髄《せきずい》は脊椎骨《せきついこつ》の髄であり、脳は「髄海《ずいかい》」と呼ばれ、牛車腎気丸《ごしゃじんきがん》は、脊髄や脳へ影響する可能性があると考えられます。そこで、私たちは、マウスの神経痛モデルを使って、牛車腎気丸が疼痛《とうつう》に及ぼす効果を検討しました。マウスの神経痛モデルは生まれて6週目のマウスの左坐骨神《ひだりざこつしん》経《けい》を結紮《けっさつ》して作ります。神経の結紮をした日から餌に4パーセントの牛車腎気丸を混ぜて4週間投与し、疼痛に対する行動を調べました。機械刺激、寒冷・熱刺激で評価したところ、牛車腎気丸は、すべての疼痛への行動を、投与の1週目から改善させていることが分かりました。たとえば「寒冷刺激」の結果を説明すると、神経痛モデルは、冷たいプレートの上に10秒程度しか我慢できませんが、牛車腎気丸を内服させると20秒以上我慢できるようになっていました(図29)。薬の細胞内での働きを調べたところ、牛車腎気丸は、神経障害の早期に

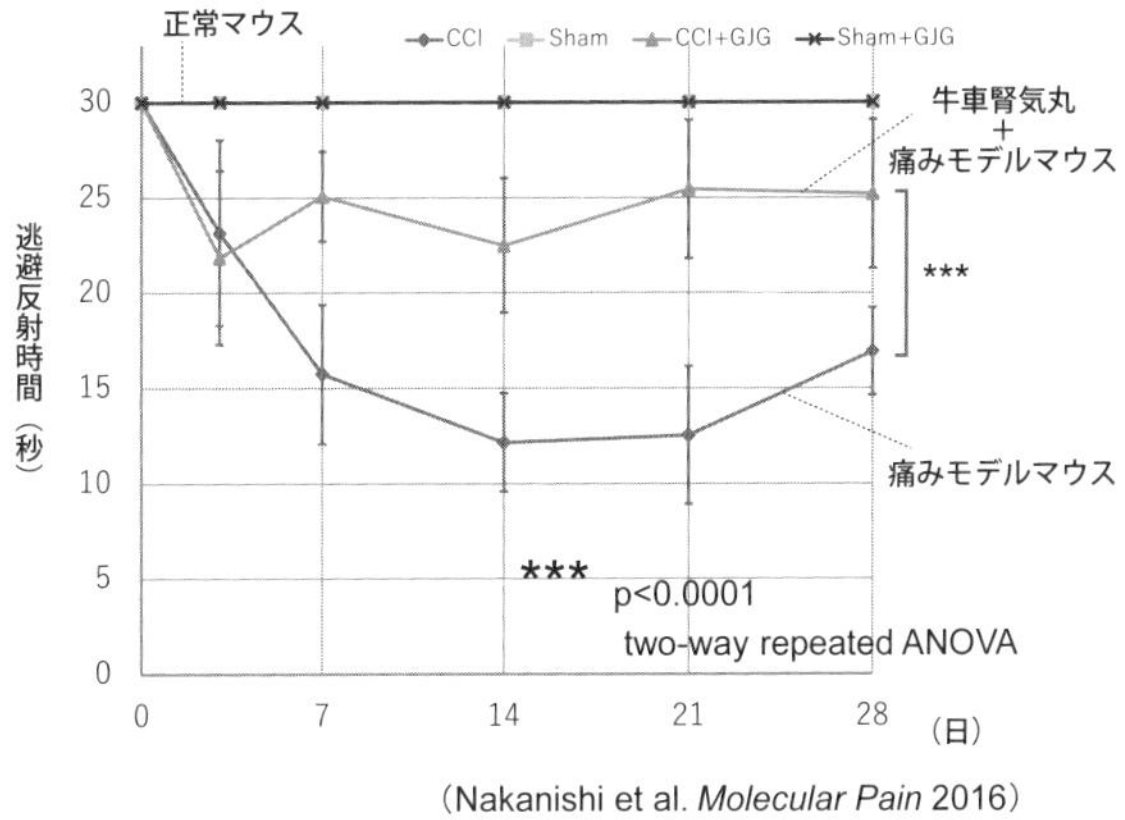

(Nakanishi et al. *Molecular Pain* 2016)

図29　牛車腎気丸は寒冷刺激試験での疼痛閾値《とうつういきち》を改善する

牛車腎気丸投与を受けたマウスは、寒冷刺激による痛みに対して、自制できるようになっている。

神経障害性疼痛を改善することが明らかになりました(注)。

つまり、牛車腎気丸は、サルコペニアの改善に加えて、高齢者の疼痛管理にも有用である可能性が示されました。現在、牛車腎気丸のヒトにおけるフレイルの改善効果の検討を進めています。牛車腎気丸が、身体的フレイルを改善することが示せたらと思っています。

(注)脊髄後角のミクログリアの活性化を抑え、ミクログリアからのTNF-αの産生抑制を介し、神経障害性疼痛を改善(図30)(45)。

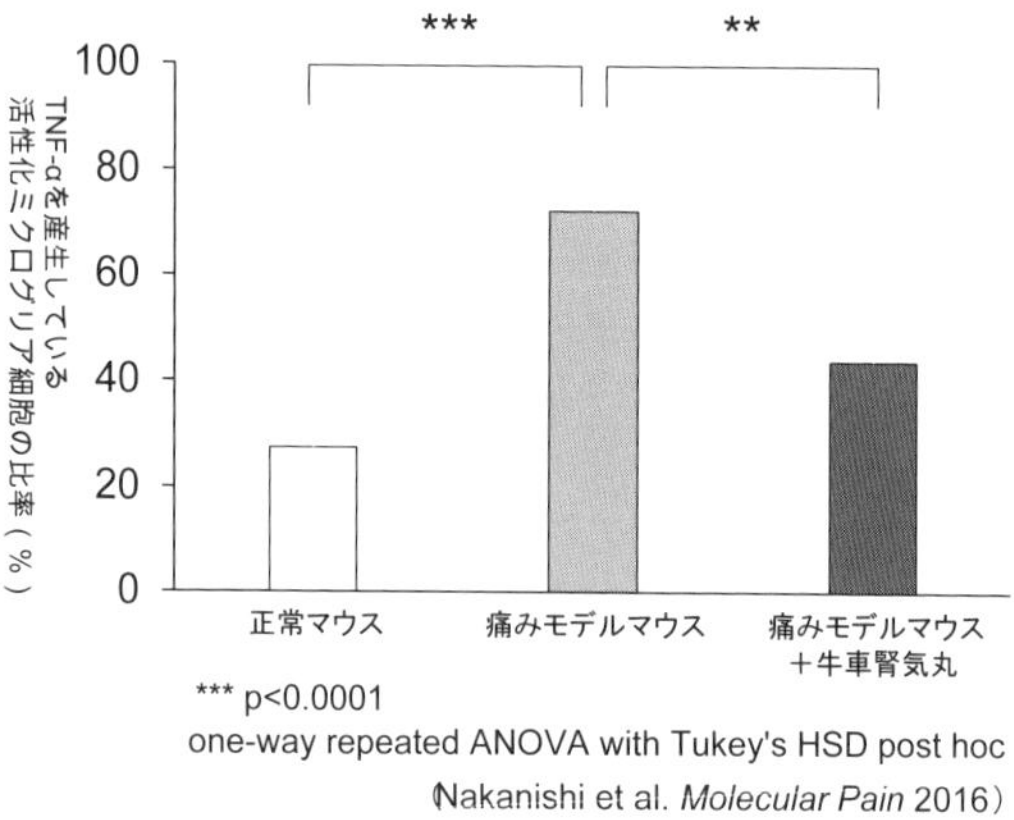

図30　牛車腎気丸は脊髄後角《せきずいこうかく》におけるTNF-α / Iba1 陽性ミクログリアを減少させる

マウスの組織を免疫染色という方法で色分けをすると、活性化ミクログリアは赤色に、TNF-αは緑色に染色され、両者が発現していると、重ねた画像は黄色に見える。この比率を比較したグラフ。牛車腎気丸を与えられた痛みモデルマウス(右端)のグラフは与えられていないマウス(中央)よりも低下している。

終章

漢方がみちびく心と体のレジリエンス

ここまで、漢方、レジリエンスについて、そしてレジリエンスを意識した漢方治療、レジリエンスが誘導される仕組みについて、さまざまな実例を挙げながら、紹介してきました。漢方に興味があるけど、なぜ効くのかよく分からない、レジリエンスって何？　という思いで本書を手に取った方もいらっしゃるかもしれません。そんな方にも、ここまでお読みいただけたら、漢方が効果を示す機序やレジリエンスの大切さがお分かりいただけたと思います。

よく漢方外来では、「先生、頭痛がひどいので、頭痛に効く漢方を出してください」など、症状を手っ取り早く何とかしてくださいという風に話す方がいます。もちろん、医療者ですから、患者さんのリクエストには応えます。漢方にも即効性があることは、すでに説明した通りです。しかし、その処方が効いたから、問題が解決するわけではありません。一時的に病気がよくなっても、病気が引き起こされた体の中の環境や、生活習慣は変わっていませんので、何かのきっかけで簡単に病気が再発してしまいます。病気が起きている背景を意識しなければ、回復への道を切り開くために必要なレジリエンスが目覚めることはありません。

漢方は、病気の原因だけに焦点を当てるのではなく、患者の心と体を一つとしてとらえ、レジリエンスが働かない原因を探ります。時には必要なエネルギーを補い、時には障害となっているものを除いて、レジリエンスが発揮できる状況を整え、患者さんが、本来持っているレジリエンスを誘導して、時にはその力を利用して、健康な状態に導いていきます。その際に覚えておいていただきたいことは、たとえば、補中益気湯《ほちゅうえっきとう》という気を補う処方で、病気がよくなったということは、気が足らなくなる状態、気虚《ききょ》になりやすい体質だと理解する必要があることです。自分の体質を知って、生活改善をすることを、養生と言います。貝原益軒が江戸時代に記した『養生訓』については、「漢方なるほどコラム」④と⑤に記しています。興味のある方は、是非、参考にしてください。

そして、レジリエンスが誘導されるためには、ストレスや病気と向き合うマインドセットが必要です。向き合うことで、初めて、心や体のチャレンジ反応、頑張ろうという力が引き出せます。でも、それだけで、解決できるほど世の中は甘くありません。うまくいかなかったときに、周囲の支えや思いやりがなければ、レジリエンスは誘導されません。レジリエンスを引き出すためには、自分の心や体の変化に、素直に耳を傾けていく必要があります。どうせ、病気は治らないとか、薬なんか効かないという心理状態では、せっかく現れた、心や体の微妙な変化を見逃してしまい、自分でその始まりを断ってしまうことになります。小さな変化が、やがて大きなうねりのような変化につながっていきます。

信頼関係・寛容さ・多様性などレジリエンスが誘導される前提条件を知ることは、単に、病気をよくすることではなく、山あり谷ありの人生においても、思わぬ幸運をもたらし、新しい目標や夢に出会えることになると思います。

最後に、改めて、私が診療において大切に思っていることをまとめていきたいと思います。

1　治療は医療者と患者の共同作業

病気の治療というものは、医師が治すという観点で語られることが多いものですが、私は、そうは考えていません。現代では、血液検査、画像診断技術が発展し、診断の精度が上がりました。科学的診断のおかげで、治療方針の決定している病気であれば、ガイドラインに基づけば、まあまあの確率で病気は治っていきます。インターネットを見れば、ある意味、医学の深い知識や経験がなくても、治せるかもしれません。私は、外科医ではないので、手術はできませんので、内服や点滴・注射の治療が中心になってきます。医者になりたての頃は、自分が処方をした薬を、患者さんが飲んでくれていると思っていましたが、実際は、そうではありませんでした。飲み忘れもありますが、そもそも、信頼されていなかったら、薬を飲んでいないことも、よくあることが分かりました。漢方を使い始めたころは、症状がよくなったと聞いて、喜んで「あの漢方効きましたか?」と尋ねたら、「実は、飲まなくても治りました」とか「途中で、違う薬飲んだら、治りました」など聞かされ、「よかったですね」と言いながら、内心がっかりしたことも、よくありました。もちろん、今でも時々あることですが。

すでに、お話しした通り、患者さんは診察室ですべての情報を医療者に伝えません。患者さんは、情報を隠したいときもあれば、今の病気とさまざまな情報との関連に気づいていないこともあります。診察室に入った段階では、本当のところは、藪の中なのです。刑事コロンボや名探偵コナンも犯人との対話や、ちょっとしたきっかけ、証拠を基に、推理を働かせ事件を解決していきます。漢方の診察も、「見る」「聞く」「触る」という、五感をベースにした漢方の診察方法を基に、病気の原因や病態を探っていきます。しかし、患者さんとの対話がなければ、漢方診断という病気の謎ときはスタートしていきません。

問診をしても、あまり何も話してくれない方でも、脈診をしていると、脈の緊張や強さなどで、言葉以上に、雄弁に心の内や体の状態を語ってくることもあります。この方は、あまり眠れていないな、食欲が落ちているなと思いながら、問診をすると、「どうして分かるんですか?」と驚いたように、いろいろお話ししてくれます。ちょっとしたテクニックではありますが、目的は、驚かすことではなく、患者さんに気づきをしてもらうことなのです。気づきがなければ、スピードメーターのない車のようなものです。アクセルを踏み続けて運転し、思わぬ事故やエンジントラブルを起こしても、時すでに遅しです。自分では、気にしていないつもりでも、意外とストレスになっていた、体には負担になっていた。そんな、気づきのきっかけが生まれます。そうすると、患者さんも、日頃の生活や症状との関係を見直すことになります。「やっぱり食べ過ぎてたかな?」「無理しすぎたかな?」などの自分自身との対話が生まれたらしめたものです。

さらに、漢方薬を処方して、飲んでみて、どんな風に感じたのか? 苦かった、意外とおいしかったなど、感想を聞かせてもらえると、いろいろなヒントが得られます。一般には、漢方薬が合っているときは、飲んでみると、苦いはずの漢方薬がおいしく感じるとの話もあります。冷えはよくなってきたが、むくみ(浮腫)はまだ残っているとか、月経痛はだいぶ落ち着いたが、頭痛が残っている、食欲は改善してきたが、まだ食後に少しもたれ感があるなど、どの症状が改善して、どの症状はまだ残っているのか? うまく対話ができるようになれば、ほぼ、治癒過程に入ったようなものです。あとは、生薬量の調整や、エキス剤を組み合わせていけば、その人に最適な処方の組み合わせになっていきます。

結局、大切なことは、「治療は、医療者と患者による共同作業である」という認識が、お互いに共有できるかどうかだと思います。「治りたい」という患者さんの気持ちだけでも、「治してあげたい」という医療者の想いだけでも回復というゴールにたどり着くことはできません。双方がその共通の目標に向かって対話を重ね、信頼関係を築けたときに、レジリエンスの仕組みが働きだし、患者さんは元気に回復していくのだと思っています。

2　答えは間にある

治療という共同作業を進めていくときに、ときどき、患者さんにお伝えすることですが、「答えは、私の中にも、あなたの中にもないですよ。答えは、医者と患者の間にありますよ」と、お話しします。最近は、インターネットの発展で、基本的な治療方針やガイドラインは、ネットサーフィンすれば、いくらでも手に入ります。そうすると、病院に来た段階で、「私は、こういう状態なので、こう治して下さい。この薬は、こういう薬ですよね」、などなど、よく勉強されて来られる患者さんも増えています。漢方治療の場合は、現場でときどきあるのが、帰宅してから、患者さんなりに調べて、頭痛の症状なら、違う漢方だと思って飲みませんでした、ほかの薬のほうがいいんじゃないんですかなど、お話しされる患者さんもいます。診察室では納得されていても、薬局で説明書を渡されて、自宅で読んでいるうちに、私の説明は忘れて、副作用が怖くなって、3日目にたまたま頭痛が出たのでそれから飲んでいません、などの場合もあります。

禅の世界で、両手をあわせて、パーンと音を出して、この音は右手の音か、左手の音か？という有名な問答があります。治療にあたって、私が今までの経験や知識で出した答えも、患者さんが自分なりに考えた答えも、それは、正解とは限らないのです。お互いに、自分の姿は見えません。私は、自分で考えたことが正解なのか、患者さんの協力なしでは分かりません。すでに、いくつか紹介したように、表面的に見えている症状の奥に隠されたものがあることに気づくこともあります。逆に、患者さんも、体調の不良が自分のしたいこと、たとえばお酒やタバコ、甘いものの取り過ぎにあるなど、考えたくないのです。多くの人は、自分のしたいことは、原因ではないと思いたいので、ついつい他に原因を探したくなるのです。ちなみに多くの難病の方は、逆に、ご本人に思い当たることがなく、遺伝子や免疫の不安定性など、予想外なことに原因があります。それでも、生活習慣などを見直すことで、状態は安定していきます。

興味深いのは、「先生、もしかしたら、毎日していた○○がよくなかったんですかね？」「じゃ、これから気を付けてください」とお話しして、様子を見ていると、それだけで、数値がよくなったり、症状が安定したりすることもあります。具体的には、高齢者の方が、

「膝が痛い、関節リウマチじゃないですか？」と検査をしても、異常はない。高齢者に多いのが、足腰が弱ってきたから、普段、筋トレも歩いてもいないのに急に階段を昇り降りしてみて、膝を痛めるということがよくあります。知らずに、湿布だけ出しても、もちろん治りません。毎日食べている果物を、週1回にするだけで、中性脂肪が下がったり、血糖値が下がったりすることもあります。果物は、ビタミンなども豊富で、時々摂取するのはいいことでも、毎日になると、フルクトース（果糖）の摂りすぎになるのです。そういった生活習慣は、患者さんにしたら、まさに、「ふつう」のことなのです。

「ふつう」に日々行っていることが、そこまで、病気に関わっているとは、なかなか思わないのです。もちろん、私の頭の中にも浮かんできません。患者さんと、一緒に生活しているわけではないからです。まさに、答えは間にあるのです。お互いに気づかない答えが浮かび上がってきたときは、思わず、パーンと手をたたきたくなる気分になります。

3　寛容さと感謝

すでに、お話しした通り、治療は山あり谷ありです。あんなに元気だったのに、ちょっとしたことで、体調が崩れて戻らない、なんてことは、よくあることなのです。まさに、医師としての力量や経験が問われるのだと思いますが、その際に、大切なことはお互いに対する寛容さなのだと思います。医学は、梅毒、結核やエイズ、さまざまな病気を克服してきましたが、いまだ、認知症やがん、パーキンソン病などの難治性の神経疾患など、克服されていない病気はたくさんあります。医療現場で、よくあることですが、さまざまな検査を抜けなく行い、結果を見落とさず患者さんに伝え、治療計画を立てていけば、病気は治せるという錯覚がありますが、実際は、そんなことはありません。漏れなく検査が進み、進行がんであることが明らかになる、治療法のない遺伝性疾患であることが判明する。いろんなことを100パーセント準備して、完璧にこなしたのに、どうしようもない現実が立ちふさがることがあるのです。そんな時は、困ったな、患者さんにどう伝えようかな？など、いろいろ考え込んでしまいます。がんゲノム研究も進んでいますが、現状では、ある種のがん関連の遺伝子が判明しても、その遺伝子に対する分子標的薬や抗がん剤は、まだ開発されていないというのが、現実です。

患者さんが苦しいときは、実は、医師も苦しいのです。なかなかよくならない、なぜ、上手くいかないのかな？　と自問自答しています。医師ですから、患者さんの信頼に応えたいと思っていますが、果たせないときは、正直、私も落ち込みます。職業的に、落ち込んでいる姿は見せないようにしているつもりですが、まれに患者さんから、「先生が悪いんじゃないよ、病気が悪いんやから」と言っていただくと、ありがたいと同時に、申し訳ない気持ちでいっぱいになります。少しでも、研究を進め、より良い治療を構築していくことが、医師の使命だと改めて思います。患者さんの中には、薬を飲み忘れたり、予約に遅れてきたり、検査を受け忘れたり、医療現場では、よくあることです。「この患者さんは、本当に治りたいのかな？」と思うこともありますが、「学校やったら落第やね〜」なんて笑いながら、一応注意はしますが、お互い様ですから、寛容に接するように心がけています。結局、医療現場で必要なことは、ピリピリしてお互いのミスを探すような雰囲気ではなく、ある程度のおおらかさのように感じます。

医師をしていて、ある時期から気が付いたのですが、若い時から、難病で入院を繰り返しているような患者さんでも、先生のおかげです、とお話ししてくれるような方ほど、状態が安定していくように思います。状態が安定しているから、一見当たり前のように思っていたのですが、どうも、そうではないのです。そういう患者さんは、ちょっとしたトラブルでも、むしろ、「先生、迷惑かけます」、「おかげで、ちょっとよくなってきました」という感じで、こちらに気づかい、感謝してくれることが多いのです。最初は、偶然かと思っていましたが、どうもそうではなさそうです。この辺りは、今後エビデンス化されていく現象と思われますが、共感や感謝があると、自然にレジリエンスが誘導される条件が整っていくように感じます。レジリエンスが発揮されると、新しい自分を探索していくというお話しをしましたが、結局、以前の自分と比べたり、周囲の健康な人と比較したりすると、常に何かに不満が生まれてきます。一つが解決しても、次の週には、別の問題が不満や苦しみの第一位になって、永遠に解決しません。一方、レジリエンスが発動し、新しい自分の可能性を楽しんでいると、おそらく、それが感謝の言葉になって表れてくるように感じます。

そうはいっても、腹が立ったり、悲しくなったりすることがありますので、そんなときにお勧めの方法があります。この薬のおかげで、毎日、元気に働けている、家事ができる、学校に行ける、と是非、感謝しながら、薬を飲んでください。薬物治療は、副作用や薬害などの負の側面が語られることが多いですが、実際は、薬はたくさんの人たちの願いや思いがこもったプレゼントなのです。漢方薬であれば、時代を超えて、語り継がれ、引き継がれて、現代の私たちが飲むことができるのです。生薬もとても貴重なものです。たとえば、薬用人参は、暴れん坊将軍で有名な八代将軍徳川吉宗の指示で国産化が始まりました。いまや輸入に依存する現状はありますが、薬用人参の栽培は、ノウハウの塊なのです。現代薬であれば、多くの基礎研究から、病気の標的が探索され、その標的を阻害する薬剤が選択されます。安全性などもチェックされ、ようやく臨床治験です。臨床現場で、第Ⅰ相、第Ⅱ相、第Ⅲ相試験を経て、有効性と安全性の高いハードルを乗り越えて、ようやく臨床現場へ届きます。たくさんの人たちに応援してもらっていると思いながら、薬を手に取って、飲んでみてください。孤独感も和らぎ、自然に感謝の気持ちが湧いてくると思います。そうすれば、ちょっとしたことにも寛容になれるかもしれません。

4　人は人でしか変わらない

近年の医工学の進歩は、目を見張るものがあります。私が、研修医の頃に、覚えた知識や技術も、もういらなくなりそうです。胸部レントゲンの所見を、丹念に読影することを最初に教えられるのですが、今となっては、簡単にCTが撮影され、画像も、あっという間に3次元に立体構成されます。PET《ペット》－CTでがんの局在、MRIで微小梗塞《びしょうこうそく》、脊髄の病変、冠動脈CTで冠動脈の狭窄《きょうさく》部位が、容易に明らかにされます。現在進行形のプロジェクトでは、画像情報が、大量に蓄積され、人工知能（AI）による深層学習により、画像の特徴が抽出され、診断精度がさらに上がっていきます。問題のある患者は、AIにより拾い上げられ、最終診断は、一部の放射線専門医により診断されます。

がんの診断に必須な病理診断も同じようなプロジェクトが進んでいます。病理専門医が過去につけた診断をもとに、大量の組織スライドのデータが読み取られ、同じくＡＩによって、問題のある患者は拾い上げられ、最終診断は、病理専門医が診断します。病理実習は、医学生にとっての大きな関門の一つです。顕微鏡をのぞき込んで、病理のスライドを、必死に眺めて、がんの組織やさまざまな病気の特徴を覚えます。私は正直、苦手でしたが、もしかしたら実習の在り方も、将来変わってしまうかもしれません。血液検査、ゲノムデータ、過去の病歴、手術歴、健診データ、過去の医学論文も大量のデータが読み取られ、ＡＩにより診断されていく時代が、もうすぐそこまで迫っています。将棋の名人や囲碁の本因坊も、もうＡＩには勝てないのです。遠隔診療の次は、ＡＩ診療の時代が来るのかもしれないとも言われています。

もちろん、ＡＩで代替されていく部分も出てくると思いますが、私は、必ずしも、そうはならないと思っています。一般には、医療は、きれいな病院、病室、ＣＴやＭＲＩ、電子カルテなどハード産業という印象がありますが、本当は、さまざまな職種の医療者の持つ技術やノウハウ、経験で成り立つソフト産業なのです。あたかも、さまざまな研究で、人間の体の仕組みが、すべてがデジタル化されるような印象がありますが、そもそも人間自体が、アナログであいまいな存在です。すべてが、白黒がついて、情報化されるわけではありません。多くの患者さんは、アナウンサーや落語家の方のように、明確に、自分の考えや症状を、お話しするわけではありません。医療者には、行ったり来たりする患者さんの話や、あいまいな意思表示や表現をどう受け取るかという技術も必要です。身体所見も、すべてが、明確に表れているわけではありません。あとで思い返せば、病気の症状だったということもしばしばです。たとえば、歯痛が狭心症の関連痛の症状の一つというのは有名な話です。血液検査や画像所見も同様です。結果が明らかになった後から見返せば、「あーなるほど、そうだったのか」と分かりますが、診断が明らかでない状態では、はっきりしないことも多いのです。

コンピュータ関連の用語で「バグる」という表現があります。何かのソフトをインストールした後などに、それまで、順調に作動していたパソコンが急に作動しなくなったりすることを指しています。病気も、人間に起こったバグのようにたとえられることがあります。映画『マトリックス』のように、人にプラグを差し込めるようになれば、ＡＩは、人のバグを診断し、治療することができるでしょう。映画では、コンピュータの世界の創造主であるオラクルが渡したクッキーを、ネオが食べることが、映画のテーマである救世主誕生に大きく関わっています。しかし、現実に、ＡＩが人に直接アクセスすることはできません。どんなに、科学技術が進歩しても、人にアクセスできるのは人なのです。つまり、「人は人でしか変わらない」のです。人がストレスを感じたときに、分泌されるステロイドホルモンを、愛情ホルモンとよばれるオキシトシンが低下させる作用があることは、すでにお話しした通りです。ただし、オキシトシンも、人が人を変える仕組みの一部でしかありません。おそらく、今後、他にも、さまざまな仕組みが解明されると思います。

血液検査や画像検査の結果を判断するのも人で、その結果を伝えるのも人です。患者さんにとってつらい選択をするときに、その苦しみを和らげるのも人です。患者さんのレジリエンスが誘導されるためには、人が人を変えていく力を、心においておく必要があると思っています。

以上、漢方がみちびく心と体のレジリエンスについて、お話ししてきました。

病気は、本来は、人生に起こったアクシデントの一つで、人生のすべてではありません。しかし、時に、患者さんによっては、人生のすべてが病気一色で塗りつぶされてしまうことがあります。そんな時、優しくて暖かい手のひらがそっと背中に置かれると、胸に詰まっていたわだかまりから解放されるように感じると、患者の会のある方は語っていました。漢方は、多くの患者さんにとって、「暖かい手のひら」のような存在だと思います。病気のことで、頭がいっぱいの状態から解放されるだけでも、心と体のレジリエンスは自然と動きはじめ、治癒への道を歩んでいきます。

医者という仕事は、多くの患者さんの日常を取り戻すお手伝いをする仕事だと思っています。難病の患者さんが、無事に出産され、赤ちゃんを連れてこられた時、以前は大変だった患者さんが、日常の生活を楽しく元気そうにお話ししてくれる時、本当によかったなと心から思います。この本が、きっかけになり、みなさんの心と体のレジリエンスが動き出せば、筆者としてこれ以上にない喜びです。

あとがき

漢方の本を書いてみませんかと、最初に企画を頂くことになったのは、ずいぶん前になります。２０１４年11月に、大阪大学21世紀懐徳堂が企画している市民公開講座、「アカデミクッキング」で、一般の方に漢方のお話しをしたことがきっかけです。アカデミクッキングとは、大学の研究テーマに沿って献立が考えられ、参加者が、お料理を作って、食事が済んだ後に、講演をするという、なかなか面白い企画です。リラックスした雰囲気でお話しできたせいか、おかげさまで、それなりに好評だったようで、２０１５年６月に、２回目の講演の前に、みなさんと雑談していた際に、このお話しが出てきました。最初は冗談かなと思っていましたが、大阪大学出版会の栗原さんのご尽力もあり、あれよあれよという間に、企画が通過してしまい、正直、これは、えらいことになったなと思ったことを鮮明に記憶しています。そういった意味で、ご縁を取り持ってくれた大阪大学21世紀懐徳堂（当時）の沢村有生《ゆみ》さん、企画を提案してくださった大阪大学出版会の担当の栗原佐智子さんには、心から感謝申し上げます。

しかし、いざ、漢方のお話しを一般向けに書くとなると、正直、悪戦苦闘しました。なぜなら、普段は、医師、研究者を相手に講演し、論文やレビューを書いていますので、一般の目線というものが、よく分からず、ピンとこないのです。また、レジリエンスという概念に触れたことで、私自身の漢方に対する考え方も、大きく変化していったので、従来型の漢方の説明にも疑問を感じるようになったからです。そのころから、仕事も多忙を極め、日々の研究・臨床・教育に追われる毎日となってしまい、すっかり執筆作業から遠ざかってしまいました。２０１７年７月、以前からのご縁で、再発性多発軟骨炎（ＲＰ）患者会で、今回のテーマとなる内容を講演させてもらいました。名古屋で行われたのですが、みなさん、温かく迎え入れてくださり、とても楽しく講演させてもらったことを思い出します。後日、患者の会の会報誌に掲載するための講演のまとめが送られてきたのですが、とても、立派にまとめられており、非常に驚き、心に残っていました。

ようやく時間が取れる状況になり、改めて、この企画を、どのようにまとめようかと考えていた時、私の講座の研究生の森口三咲先生が、「先生、このまとめ、いいです、心に響きます」と、先日の患者会でのまとめを見せてくれました。そこで、改めて、患者会での講演を基に、執筆する計画となりました。そこで、再発性多発軟骨炎（ＲＰ）患者会の幹事であるお二人、加藤志穂さんと小田エリアさんに、お願いして、執筆にあたり、一般の目線を相談させてもらいました。何度も打ち合わせのお時間を取らせ、原稿作成のお手伝いをしていただきました。心から感謝します。小田さんには、装丁デザインにも関わっていただきました。ありがとうございます。また、素敵なイラストを描いてくれたのは、同じく患者会の平まゆみさんです。平さんの人柄を感じさせるイラストで、とても気に入っています。ありがとうございます。また、多忙な中、改めて、インタビューの時間を取ってくれた元卓球日本代表の若宮三紗子さんにも感謝します。そして、何より、この企画を見捨てず、我慢強く、見守ってくれた栗原佐智子さんには、改めて感謝申し上げます。

今回、本書で提示した漢方の考え方については、いろいろ異論やご指摘があるかもしれませんが、あくまで、私の考えをまとめる形になっていますので、平にご容赦くだされば幸いです。また、本の執筆にあたっては、私が、日頃、診療に携わってきた患者さんが与えてくれた、たくさんの気づきが基になっています。改めて、気づきを与えてくれた患者のみなさんに感謝申し上げます。

二〇二一年一月

萩原圭祐

あとがきのあとがき

２０１９年の冬、萩原先生から一本の電話をいただきました。お話しを伺うと、「漢方とレジリエンスに関する本を出版するので、患者会のお二人に協力いただきたい」とのこと。出版という未経験の仕事へのご依頼に驚きましたが、病《やまい》と付き合いながら生きていく上で大切なヒントに満ちた先生の講演に感銘を受けていた私たちは、ぜひ多くの方にも知ってほしいと、思い切ってお引き受けすることに決めました。

私たちが罹患している再発性多発軟骨炎（ＲＰ）も含め、難病の多くは治療法や予後などに関する情報が不足し、患者は不安を抱えて孤立しやすいのが現状です。患者会は、そんな環境を少しでも改善するために、患者同士の交流の場や疾患理解の機会を提供しています。私たち自身も、発症当時に味わった孤独や不安を解消したい一心で、ＲＰ患者会の設立当初から現在まで活動してきました。

今日まで多くの患者さんたちとつながり、交流を深めるなかで見えてきたのは、同病の仲間と出会い、つらい、悲しい、しんどい、という気持ちを共有できる場の存在が、病とともに生きていくための大きな力を与えてくれるということです。

ある日突然、不治の病であることを告げられて、元には戻れないジレンマに苦しんでいた患者さん。同病でありながら新たな目標を見つけて人生を謳歌している仲間との出会いをきっかけに、病を自分なりに受け入れ、「自分の人生、これまで以上に楽しんでやろうと思えた」、と新たな一歩を踏み出したときのこと。発症間もない患者さんが、交流会で自分と同じような病歴をたどってきた患者さんと知り合い、「一人じゃないんだと思えた」とほほ笑んでくれたときのこと。

本書の執筆をお手伝いしながら、そんな嬉しい場面の数々がよみがえってきました。こうしたドラマの一つひとつを振り返りつつ、私たち患者会の存在や活動も、目の前にそびえたつ壁に挑む患者さんたちのレジリエンスを高めるきっかけの一つになれるのかもしれないと感じています。

レジリエンスは本来、私たち一人ひとりの心と体に備わっているものです。長い人生のなかで突如としてピンチに見舞われ、自分ひとりではどうしようもない、そんな時には、仲間とつながり、信頼し、いたわり合い、励まし合う。それによってレジリエンスの力を高めることができます。治療法のない病気になったことは変えられません。でも、医師、看護師、薬剤師、家族、同僚、病気の仲間、自分を支えてくれる人たちを信頼し、思いやり合うことによって、病気の自分も新しい人生を切り開いていけるのです。

本書の出版にあたり、萩原先生とお話しを重ねるうち、患者会というコミュニティもレジリエンスを引き出す役割の一つとして存在しているという気づきをいただけたことをとても嬉しく思います。

最後に、一般の目線を参考にされたいと、私たちにお声がけくださった萩原先生、そして初めて出版に携わることになった私たちをきめ細やかなアドバイスで支えてくださった大阪大学出版会の栗原さん、執筆開始当初から読者の心に伝わる素晴らしいイラストの数々を描いてくださった、患者会の大切な仲間の平さん、そしてご関係の皆様に心より感謝を申し上げます。

執筆協力　再発性多発軟骨炎（ＲＰ）患者会(＊)

加藤志穂

（＊）ＲＰ患者会ＨＰ　https://www.horp-rp.com/

参考文献等

(1) Yasunaga H, Miyata H and Matsuda S; Effect of the Japanese herbal kampo medicine dai-kenchu-to on postoperative adhesive small bowel obstruction requiring long-tube decompression: a propensity score analysis. *Evid Based Complement Alternat Med.* doi: 10.1155/2011/264289 (2011).

(2) Kono T, Koseki T and Kasai S; Colonic vascular conductance increased by Daikenchuto via calcitonin gene-related peptide and receptor-activity modifying protein 1. *J Surg Res.*150(1): 78-84 (2008).

(3) Yoshikawa K, Kurita N and Shimada M; Kampo medicine "Dai-kenchu-to" prevents bacterial translocation in rats. *Dig Dis Sci.* 53(7): 1824-31 (2008).

(4) Iwabu J, Watanabe J and Hanazaki K; Profiling of the compounds absorbed in human plasma and urine after oral administration of a traditional Japanese (kampo) medicine, daikenchuto. *Drug Metab Dispos.*38(11): 2040-8 (2010).

(5) Takeda H, Sadakane C and Asaka M; Rikkunshito, an herbal medicine, suppresses cisplatin-induced anorexia in rats via 5-HT2 receptor antagonism. *Gastroenterology.* 134(7): 2004-13 (2008).

(6) Tominaga K, Kato M and Arakawa T; G-PRIDE Study Group. A randomized, placebo-controlled, double-blind clinical trial of rikkunshito for patients with non-erosive reflux disease refractory to proton-pump inhibitor: the G-PRIDE study. *J Gastroenterol.* 49(10): 1392-405 (2014).

(7) Tominaga K, Sakata Y and Arakawa T; Rikkunshito simultaneously improves dyspepsia

correlated with anxiety in patients with functional dyspepsia: A randomized clinical trial (the DREAM study). *Neurogastroenterol Motil.* 30(7):e13319 (2018).
(８) 長谷川弥人（著）『勿誤薬室「方函」「口訣」釈義』（ＰＯＤ版）創元社（２００５）。
(９) 馬場駿吉、他「小青竜湯の通年性鼻アレルギーに対する効果―二重盲検試験」『耳鼻咽喉科臨床』88、３８９-４０５（１９９５）。
(10) 萩原圭祐、他「インフリキシマブ不応となった関節リウマチ患者に半夏瀉心湯合六君子湯が奏功した一例」第53回日本リウマチ学会総会・学術集会、東京、２００９年４月。
(11) Iwasaki K, Satoh-Nakagawa T and Sasaki H; A randomized, observer-blind, controlled trial of the traditional Chinese medicine Yi-Gan San for improvement of behavioral and psychological symptoms and activities of daily living in dementia patients. *J Clin Psychiatry.* 66(2): 248–52 (2005).
(12) Kase Y, Hayakawa T and Kamataki T; Preventive effects of Hange-shashin-to on irinotecan hydrochloride-caused diarrhea and its relevance to the colonic prostaglandin E2 and water absorption in the rat. *Jpn J Pharmacol.* 75(4): 407–13 (1997).
(13) Aoyama T, Nishikawa K and Tsuburaya A; Double-blind, placebo-controlled, randomized phase II study of TJ-14 (hangeshashinto) for gastric cancer chemotherapy-induced oral mucositis. *Cancer Chemother Pharmacol.* 73(5): 1047–54 (2014).
(14) 有光潤介、他「リウマチ膠原病患者における自己記入式問診票を用いた消化管症状、ＱＯＬの実態」『臨床リウマチ』25、１６４-１７３（２０１３）。
(15) 有光潤介、他「関節リウマチ患者に対する漢方治療の有用性の検討」第57回日本リウマチ学会総会・学術集会、京都、２０１３年４月。

（16）北野宏明（著）『Dr.北野のゼロから始めるシステムバイオロジー』羊土社（２０１５）
（17）山村雄一（著）「漢方医学の現状と将来の展望」『漢方の最新薬理』17-25（１９８８）。
（18）Atarashi K, Tanoue T and Honda K; Treg induction by a rationally selected mixture of Clostridia strains from the human microbiota. *Nature*. 500(7461): 232-6 (2013).
（19）メラニー・ミッチェル（著）、高橋洋（訳）『ガイドツアー　複雑系の世界：サンタフェ研究所講義ノートから』紀伊國屋書店（２０１１）。
（20）アンドリュー・ゾッリ、アン・マリー・ヒーリー（著）、須川綾子（訳）『レジリエンス 復活力―あらゆるシステムの破綻と回復を分けるものは何か』ダイヤモンド社（２０１３）。
（21）舘野泉（著）『絶望している暇はない―「左手のピアニスト」の超前向き思考』小学館（２０１７）。
（22）ＮＨＫ「プロジェクトＸ」制作班（編）『プロジェクトＸ 挑戦者たち 執念の逆転劇　窓際族が世界規格を作った／ＶＨＳ・執念の逆転劇』ＮＨＫ出版（２０００）。
（23）ＮＨＫ「プロジェクトＸ」制作班（編）『プロジェクトＸ 挑戦者たち 復活への舞台裏　執念が生んだ新幹線―老友90歳・飛行機が姿を変えた』ＮＨＫ出版（２０００）。
（24）神戸新聞「あの光景　スポーツ震災10年（１）プロ野球・オリックス監督　仰木彬さん」https://www.kobe-np.co.jp/rentoku/sinsai/10/rensai/200501/0005479700.shtml（2020.6.16）　がんばろうKOBE　https://www.buffaloes.co.jp/pc/special/kobe/concept.html（2020.6.15）
（25）「【追悼】闘将、星野仙一　人々の想いに突き動かされ、復興から日本一へ」https://rakuten.today/sports-entertainment-ja/tribute-hoshino-senichi-rakuten-eagles-j.html?lang=ja（2020.6.15）
（26）坂東正造（著）『病名漢方治療の実際―山本巌の漢方医学と構造主義―』メディカルユーコン（２００２）。
（27）Lanni C, Govoni S and Boselli C; Depression and antidepressants: molecular and cellular

aspects. *Cell. Mol. Life Sci.* 66, 2985-3008（2009）.
（28）厚生労働省「みんなのメンタルヘルス」総合サイト「うつ病」https://www.mhlw.go.jp/kokoro/speciality/detail_depressive.html（2020.9.8）
（29）ハンス・セリエ（著）、細谷東一郎（訳）『生命とストレス―超分子生物学のための事例』工作舎（１９９７）。
（30）樋口輝彦（著）『うつ病（第2版）』（Primary care note）日本醫事新報社（２００８）。
（31）Reardon S. Gut-brain link grabs neuroscientists. *Nature*. 13; 515(7526): 175-7（2014）.
（32）高橋徳（著）市谷敏（訳）『人は愛することで健康になれる（愛のホルモン・オキシトシン）』知道出版（２０１４）。
（33）荒木香織「スポーツ心理学 de メンタルトレーニング」https://blog.goo.ne.jp/univ-hyogo-sportpsych/e/d5a8470607848ff9f6d531fe68f941bb（2020.9.8）
（34）エディー・ジョーンズの教え「成功したいなら、日本人らしさを活かせ」https://gendai.ismedia.jp/articles/-/50434?page=2（2020.9.8）
（35）ケリー・マクゴニガル（著）、神崎朗子（訳）『スタンフォードのストレスを力に変える教科書』大和書房（２０１５）。
（36）「監督と意見が同じコーチは要らない」（異色対談　権藤博氏×エディー・ジョーンズ氏　後編）日本経済新聞　電子版（２０１４年３月５日）https://www.nikkei.com/article/DGXZZO67483880X20C14A2000000/（2021.1.29）
（37）藤子・F・不二雄（著）『ドラえもん』（６）（てんとう虫コミックス）小学館（１９７４）。
（38）中村陽子「弟子が語るドラえもんの知られざる〝黒歴史〟―国民的人気漫画はどう作られていたのか」「東洋経済ONLINE」https://toyokeizai.net/articles/-/262470（2021.1.26）

(39) 貝原益軒（著）、伊藤友信（訳）『養生訓』（講談社学術文庫）講談社（１９８２）。
(40) Levy AG, Scherer AM and Fagerlin A; Prevalence of and Factors Associated With Patient Nondisclosure of Medically Relevant Information to Clinicians. *JAMA Netw Open*. 1(7):e185293 (2018).
(41) 家本誠一（著）『黄帝内経素問訳注―東洋医学の原典』医道の日本社（２００９）。
(42) Howick J, Webster R and Hood K; Rapid overview of systematic reviews of nocebo effects reported by patients taking placebos in clinical trials. *Trials*. 19(1): 674. doi: 10.1186/s13063-018-3042-4 (2018).
(43) 手塚治虫（著）『ブラック・ジャック』（16）（少年チャンピオン・コミックス）秋田書店（１９７９）。
(44) Kishida Y et al. Go-sha-jinki-Gan (GJG), a traditional Japanese herbal medicine, protects against sarcopenia in senescence-accelerated mice. *Phyto medicine*. 22(1): 16-22 (2015).
(45) Nakanishi M, et al. Go-sha-jinki-Gan (GJG) ameliorates allodynia in chronic constriction injury-model mice via suppression of TNF-α expression in the spinal cord. *Mol Pain*. 12:1744806916656382. doi: 10.1177/1744806916656382 (2016).

執筆者紹介

萩原　圭祐（はぎはら　けいすけ）

大阪大学大学院医学系研究科先進融合医学共同研究講座、特任教授（常勤）。

大阪市出身。医学博士。1994年広島大学医学部医学科卒業、2004年大阪大学医学系大学院博士課程修了。大阪大学第三内科入局後、阪大病院・関連施設で内科全般を研修。2000年大学院入学後より抗IL-6レセプター抗体（トシリズマブ）の臨床開発および薬効の基礎解析を行う傍ら、リウマチ膠原病疾患での漢方治療を実践。2006年大阪大学大学院医学系研究科呼吸器・免疫アレルギー内科助教、2011年漢方医学寄附講座准教授を経て、2017年から現職。現在は、先進医学と伝統医学の融合による超高齢社会の問題解決を目指し、漢方腎虚概念を基にした新たなフレイル・サルコペニア対策の開発、2013年より日本の基幹病院では初となる「がんケトン食療法」の臨床研究を進めている。

日本内科学会総合内科専門医、内科指導医。日本リウマチ学会リウマチ指導医、リウマチ学会評議員。日本東洋医学会、漢方指導医。

阪大リーブル74

漢方がみちびく心と体のレジリエンス（回復力）

発行日　2021年3月3日　初版第1刷

著　者　萩原 圭祐

イラスト・装画　平 まゆみ

発行所　大阪大学出版会
代表者　三成賢次
〒565-0871
大阪府吹田市山田丘2-7　大阪大学ウエストフロント
電話：06-6877-1614（直通）　FAX：06-6877-1617
URL　http://www.osaka-up.or.jp

印刷・製本　株式会社 遊文舎

ISBN 978-4-87259-642-7　C1347

HANDAI Live

阪大リーブル

- 001 **ピアノはいつピアノになったか？** 〈付録CD「歴史的ピアノの音」〉 伊東信宏 編 定価 本体1700円+税
- 002 **日本文学　二重の顔** 〈成る〉ことの詩学へ 荒木浩 著 定価 本体2000円+税
- 003 **超高齢社会は高齢者が支える** 年齢差別《エイジズム》を超えて創造的老い《プロダクティブエイジング》へ 藤田綾子 著 定価 本体1600円+税
- 004 **ドイツ文化史への招待** 芸術と社会のあいだ 三谷研爾 編 定価 本体2000円+税
- 005 **猫に紅茶を** 生活に刻まれたオーストラリアの歴史 藤川隆男 著 定価 本体1700円+税
- 006 **失われた風景を求めて** 災害と復興、そして景観 鳴海邦碩・小浦久子 著 定価 本体1800円+税
- 007 **医学がヒーローであった頃** ポリオとの闘いにみるアメリカと日本 小野啓郎 著 定価 本体1700円+税
- 008 **歴史学のフロンティア** 地域から問い直す国民国家史観 秋田茂・桃木至朗 編 定価 本体2000円+税
- 009 懐徳堂 **墨の道　印の宇宙** 懐徳堂の美と学問 湯浅邦弘 著 定価 本体1700円+税
- 010 **ロシア　祈りの大地** 津久井定雄・有宗昌子 編 定価 本体2100円+税
- 011 懐徳堂 **江戸時代の親孝行** 湯浅邦弘 編著 定価 本体1800円+税
- 012 **能苑逍遥(上)　世阿弥を歩く** 天野文雄 著 定価 本体2100円+税
- 013 **わかる歴史・面白い歴史・役に立つ歴史** 歴史学と歴史教育の再生をめざして 桃木至朗 著 定価 本体2000円+税
- 014 **芸術と福祉** アーティストとしての人間 藤田治彦 編 定価 本体2200円+税
- 015 **主婦になったパリのブルジョワ女性たち** 一〇〇年前の新聞・雑誌から読み解く 松田祐子 著 定価 本体2100円+税
- 016 **医療技術と器具の社会史** 聴診器と顕微鏡をめぐる文化 山中浩司 著 定価 本体2200円+税
- 017 **能苑逍遥(中)　能という演劇を歩く** 天野文雄 著 定価 本体2100円+税
- 018 **太陽光が育くむ地球のエネルギー** 光合成から光発電へ 濱川圭弘・太和田善久 編著 定価 本体1600円+税
- 019 **能苑逍遥(下)　能の歴史を歩く** 天野文雄 著 定価 本体2100円+税
- 020 懐徳堂 **市民大学の誕生** 大坂学問所懐徳堂の再興 竹田健二 著 定価 本体2000円+税
- 021 **古代語の謎を解く** 蜂矢真郷 著 定価 本体2300円+税
- 022 **地球人として誇れる日本をめざして** 日米関係からの洞察と提言 松田武 著 定価 本体1800円+税
- 023 **フランス表象文化史** 美のモニュメント 和田章男 著 定価 本体2000円+税
- 024 懐徳堂 **漢学と洋学** 伝統と新知識のはざまで 岸田知子 著 定価 本体1700円+税
- 025 **ベルリン・歴史の旅** 都市空間に刻まれた変容の歴史 平田達治 著 定価 本体2200円+税
- 026 **下痢、ストレスは腸にくる** 石蔵文信 著 定価 本体1300円+税
- 027 セルフメディケーションのための **くすりの話** 那須正夫 著 定価 本体1100円+税
- 028 **格差をこえる学校づくり** 関西の挑戦 志水宏吉 編 定価 本体2000円+税
- 029 **リン資源枯渇危機とはなにか** リンはいのちの元素 大竹久夫 編著 定価 本体1700円+税
- 030 **実況《ライブ》・料理生物学** 小倉明彦 著 定価 本体1700円+税

031
夫 源 病
こんなアタシに誰がした
石蔵文信 著
定価 本体1300円+税

032
ああ、誰がシャガールを理解したでしょうか？ CD付
二つの世界間を生き延びたイディッシュ文化の末裔
圀府寺司 編著
定価 本体2000円+税

033
懐徳堂
懐徳堂ゆかりの絵画
奥平俊六 編著
定価 本体2000円+税

034
試練と成熟
自己変容の哲学
中岡成文 著
定価 本体1900円+税

035
ひとり親家庭を支援するために
その現実から支援策を学ぶ
神原文子 編著
定価 本体1900円+税

036
知財インテリジェンス
知識経済社会を生き抜く基本教養
玉井誠一郎 著
定価 本体2000円+税

037
幕末鼓笛隊
土着化する西洋音楽
奥中康人 著
定価 本体1900円+税

038
ヨーゼフ・ラスカと宝塚交響楽団
（付録ＣＤ「ヨーゼフ・ラスカの音楽」）
根岸一美 著
定価 本体2000円+税

039
上田秋成
絆としての文芸
飯倉洋一 著
定価 本体2000円+税

040
フランス児童文学のファンタジー
石澤小枝子・高岡厚子・竹田順子 著
定価 本体2200円+税

041
東アジア新世紀
リゾーム型システムの生成
河森正人 著
定価 本体1900円+税

042
芸術と脳
絵画と文学、時間と空間の脳科学
近藤寿人 編
定価 本体2200円+税

043
グローバル社会のコミュニティ防災
多文化共生のさきに
吉富志津代 著
定価 本体1700円+税

044
グローバルヒストリーと帝国
秋田茂・桃木至朗 編
定価 本体2100円+税

045
屏風をひらくとき
どこからでも読める日本絵画史入門
奥平俊六 著
定価 本体2100円+税

046
アメリカ文化のサプリメント
多面国家のイメージと現実
森岡裕一 著
定価 本体2100円+税

047
ヘラクレスは繰り返し現われる
夢と不安のギリシア神話
内田次信 著
定価 本体1800円+税

048
アーカイブ・ボランティア
国内の被災地で、そして海外の難民資料を
大西 愛 編
定価 本体1700円+税

049
サッカーボールひとつで社会を変える
スポーツを通じた社会開発の現場から
岡田千あき 著
定価 本体2000円+税

050
女たちの満洲
多民族空間を生きて
生田美智子 編
定価 本体2100円+税

051
隕石でわかる宇宙惑星科学
松田准一 著
定価 本体1600円+税

052
むかしの家に学ぶ
登録文化財からの発信
畑田耕一 編著
定価 本体1600円+税

053
奇想天外だから史実
天神伝承を読み解く
髙島幸次 著
定価 本体1800円+税

054
とまどう男たち—生き方編
伊藤公雄・山中浩司 編著
定価 本体1600円+税

055
とまどう男たち—死に方編
大村英昭・山中浩司 編著
定価 本体1500円+税

056
グローバルヒストリーと戦争
秋田茂・桃木至朗 編著
定価 本体2300円+税

057
世阿弥を学び、世阿弥に学ぶ
大槻文藏監修 天野文雄 編集
定価 本体2300円+税

058
古代語の謎を解く Ⅱ
蜂矢真郷 著
定価 本体2100円+税

059
地震・火山や生物でわかる地球の科学
松田准一 著
定価 本体1600円+税

060
こう読めば面白い！ フランス流日本文学
—子規から太宰まで—
柏木隆雄 著
定価 本体2100円+税

061
歯周病なんか怖くない
歯学部教授が書いたやさしい歯と歯ぐきの本
村上伸也 編
定価 本体1300円+税

062
みんなの体をまもる免疫学のはなし
対話で学ぶ役立つ講義
坂野上淳 著
定価 本体1600円+税

063
フランスの歌いつがれる子ども歌
石澤小枝子・高岡厚子・竹田順子 著
定価 本体1800円+税

064
黄砂の越境マネジメント
黄土・植林・援助を問いなおす
深尾葉子 著
定価 本体2300円+税

065
古墳時代に魅せられて
都出比呂志 著
定価 本体1700円+税

066
「羅生門」の世界と芥川文学
清水康次 著
定価 本体2000円+税

067
心と身体のあいだ
ユング派の類心的イマジネーションが開く視界《ヴィジョン》
老松克博 著
定価 本体1900円+税

068
日本を彩る香りの記憶
内野 花 著
定価 本体1600円+税

069
ほんとうのトコロ、認知症ってなに？
山川みやえ・土岐 博・佐藤眞一 著
定価 本体1600円+税

070
公文書をアーカイブする
事実は記録されている
小川千代子・菅真城・大西愛 編著
定価 本体1800円+税

071
小説家、織田作之助
斎藤理生 著
定価 本体2300円+税

072
グローバルヒストリーから考える新しい大学歴史教育
日本史と世界史のあいだで
秋田茂・桃木至朗 編著
定価 本体2300円+税

073
スポーツで蒔く平和の種
紛争・難民・平和構築
岡田千あき 編著
定価 本体1800円+税

（四六判並製カバー装。定価は本体価格＋税。以下続刊）